"十二五"国家重点图书出版规划项目

中医优势治疗技术丛书

◆ 总主编 周 然 张俊龙

穴位注射

主编 毋桂花

编者 南志勇

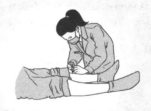

科学出版社

北京

内 容 简 介

穴位注射疗法是现代注射技术与传统中医针灸疗法相结合的成功典范。它是中医经络学说和中西药物治疗的原理相结合发展起来的一种新型的防治疾病的途径，具有适应证广、疗效显著、好学易懂和"简、便、廉、验"等特点。其广泛应用于内、外、妇、儿、皮肤、五官、骨伤等各科的常见病及疑难病证的治疗。

本书理论联系实际、图文并茂、深入浅出、重点突出、简便实用，治疗方法具体，可操作性强，适合广大基层针灸医生、针灸爱好者及家庭自疗者参考。

图书在版编目(CIP)数据

穴位注射／毋桂花主编 . —北京：科学出版社，2014.4
（中医优势治疗技术丛书／周　然，张俊龙总主编）
ISBN 978-7-03-040356-8

Ⅰ. 穴… Ⅱ. 毋… Ⅲ. 水针疗法 Ⅳ. R245.9

中国版本图书馆 CIP 数据核字（2014）第 065762 号

责任编辑：郭海燕　刘　亚　曹丽英／责任校对：蒋　萍
责任印制：赵　博／封面设计：王　浩
绘图：北京眺艺企业形象策划工作室

科学出版社 出版
北京东黄城根北街 16 号
邮政编码：100717
http://www.sciencep.com

北京盛通数码印刷有限公司印刷
科学出版社发行　各地新华书店经销

*

2014 年 4 月第 一 版　开本：720 × 1000 1/16
2024 年 5 月第十次印刷　印张：12
字数：222 000

定价：36.00 元
（如有印装质量问题，我社负责调换）

《中医优势治疗技术丛书》
总编委会

总　前　言

中医学历经几千年的发展，形成了独特的理论体系和完善的治疗技术体系。其治疗技术体系大体分为两类，一为遣方用药。它被作为中医治疗疾病的主体方法。时至今日，我们中医临床工作者诊疗疾病多处方开药，人民群众也多选择服用汤丸膏散等内服药物祛病疗疾。概因理法方药为中医辨证论治体系的高度概括。二为中医优势技术。翻开一部中医学的发展简史，我们不难看到，人们在经历了长期的无数次实践以后，早在新石器时代，就已经会运用针法、灸法、按摩术、止血法这些原始的、朴素的、简单的医疗技术。从砭石到九针，从针刺到药物贴敷，从神农尝百草到丸散膏丹汤饮酒露的制剂技术，从推拿正骨手法到小夹板的应用，这些都是时代的创造、医家的发明，都是当时社会发展条件下的医学领域的领先技术。经过历代医家的不懈努力和探索，这些技术内容丰富、范围广泛、历史悠久，体现了其临床疗效确切、预防保健作用独特、治疗方式灵活、费用比较低廉的特点，传承着中医学的精髓和特色。

这些优势技术或散见于民间，或零散于古籍记录，或濒临失传，面临着传承和弘扬的两大难题。2009年，国务院出台的《关于扶持和促进中医药事业发展的若干意见》中就强调指出："老中医药专家很多学术思想和经验得不到传承，一些特色诊疗技术、方法濒临失传，中医药理论和技术方法创新不足。"也有专家痛心疾首地指出，"近年来，中医药特色优势淡化，手法复位、小夹板等'简、便、验、廉'的诊疗手段逐渐消失或失传。"由此可见，传承、发展并不断创新中医技术迫在眉睫、刻不容缓。

近年来的医改实践证明，中医药在满足群众医疗保健需求、减缓医药费用上涨、减轻患者和医保负担等方面发挥了很好的作用，缓解了群众看病就医问题，放大了医改的惠民效果。人民群众对中医药感情深厚、高度信赖，中医药作为一种文化已经深深地渗入中国百姓的日常生活当中。中医的一些技术特别是非药物方法，普通百姓易于接受、也易于掌握使用，可获得性强，适用于广大人民群众的养生保健和疾病治疗，很多人自觉不自觉地运用中医药的理念和优势技术进行养身健体、防治疾病。

传承和发展中医药技术是每一名中医药人的使命担当。正如国医大师邓铁涛教授所说："中医之振兴，有赖于新技术革命；中医之飞跃发展，又将推动世界新技术革命。"我们山西中医学院将学科发展的主攻方向紧紧锁定中医药技术创新，不断深化学科内涵建设，凝练学科研究方向，组建优势技术创新研发团队，致力于中医药技术的研究、开发、规范制定和应用推广，以期推动中医药技术的创新和革命，为人民群众提供更多的中医药技术储备和技术应用。

因此，我们组织既有丰富临床经验，又有较高理论素养的专家学者，编写了这套《中医优势治疗技术丛书》。丛书以中医优势治疗技术为主线，依据西医或中医的疾病分类方法，选取临床上常见病、多发病为研究对象，突出每一种优势技术在针对这些常见病、多发病治疗时的操作规程，旨在突出每一项技术在临床实践中的知识性、实用性和科学性。

这套丛书既是国家"十二五"科技支撑计划分课题"基层卫生适宜技术标准体系和评估体系的构建及信息平台建设研究和示范应用"、国家中医药管理局重点学科"中医治疗技术工程学"和山西省特色重点学科"中医学优势治疗技术创新研究"的阶段性研究成果，也是我们深入挖掘、整理中医药技术的初步探索，希望能够指导基层医疗卫生机构和技术人员临床操作，方便中医药技术爱好者和家庭自疗者参考使用。

2014 年 3 月

目　　录

上篇　穴位注射技术概论

下篇　穴位注射技术的临床应用

上 篇

穴位注射技术概论

1　穴位注射技术的学术源流

1.1　定义

穴位注射又称水针疗法，是中西医结合的一种新疗法。它是根据所患疾病，按照穴位的治疗作用和药物的药理作用，选用相应的腧穴和药物，将药液注入穴内，以充分发挥腧穴和药物对疾病的综合作用，从而达到治疗疾病目的的一种方法。

1.2　历史沿革

穴位注射技术与电针、耳针、头皮针等疗法一样形成较晚。在 20 世纪 50 年代初期，在封闭疗法的广泛应用中，开始将封闭与针灸疗法结合起来用于临床，被称为"孔穴封闭"，经临床观察二者结合应用对某些病证的治疗效果较单纯使用为佳。20 世纪 50 年代中期，开始对"孔穴封闭"疗法进行初步整理并加以报道。由于这一疗法应用简便，效果灵验，价格低廉，很快被临床广泛采用。所用药物亦多样化，从最初局部封闭的常用药物以普鲁卡因为主，到逐渐尝试使用生理盐水、葡萄糖注射液、蒸馏水、抗生素等，进而将中、西药物中适宜肌内注射的大部分注射液，甚至气体、自身静脉血等也扩充进去。注射的部位从单纯的局部反应点或阿是穴，逐步发展到从中医的整体观念出发，应用经络学说等中医理论来指导临床取穴，所用腧穴遍及全身，并扩展到耳穴等。临床治疗的病证也日益增多，使用范围涉及内科、外科、妇科、儿科、五官科等临床各科。

2 穴位注射技术的基本原理

穴位注射技术是以中医基本理论为指导，以激发经络、穴位的治疗作用，结合现代医药学中的药理作用和注射方法而形成的一种独特疗法。使用时，将注射针刺入穴位后，运用提插手法，使其得气，抽吸无回血后再将药液缓慢注入穴位，从而起到穴位、针刺、药物三者结合的作用。一方面针刺和药物作用直接刺激了经络线上的穴位，产生一定疗效；另一方面，穴位注射后，药物在穴位处存留的时间较长，故可增强与延长穴位的治疗效能，并使之沿经络循行以疏通经气，直达相应的病理组织器官，充分发挥穴位和药物的共同治疗作用；再有药物对穴位的作用亦可通过神经-内分泌-免疫系统作用于机体，激发人体的抗病能力，产生更大的疗效。具体分述如下。

2.1 止痛作用

大量的临床资料和实验结果证实，穴位注射与针刺一样，可以兴奋多种感受器，产生针感信号，通过不同的途径到达脊髓和脑，产生诱发电位，这种诱发电位可以有明显的抑制作用。因局部刺激信号进入中枢后，可以激发许多神经元的活动，释放出多种神经介质，其中5-羟色胺、内源性吗啡物质的释放起到了止痛作用。

2.2 防御作用

穴位注射可以增强体质，预防疾病，主要是与其针刺可以激发体内的防御机制有关。免疫是机体识别和清除外来抗原物质和自身变形物质，以维持机体内环境相对恒定所产生的一系列保护性反应。

2.3 双向调整作用

研究者发现，不同经穴对不同药物反应性不同，经穴有辨别接受化学性刺激的性质，或者说穴位组织对注射药物有一定的辨识作用，这正是药物的归经理论表现所在。在穴位注入有相对特异性的药物，这种药物的性味与此经穴具有特殊的亲和作用，即归于此经，就能显著地加强穴注药物的效应；相反，如果注射进入的药物被识别为不利于机体时，穴位组织能够减弱或者纠正这种不良效应。穴位注射当以经络为载体，把药物运送到相应区域或部位，从而发挥药物和经穴的双向作用，使药效得到加强，并且更迅速、持久。明显药效的发生与发展有经络功能的参与和协同，有一定的循经性，遵循经穴-脏腑相关原理。

2.4　穴效药效"叠加效应"

现代研究表明，穴位注射疗法可以在小剂量的情况下，在短时间内产生大剂量静脉注射等强度或者更强的药效，这似乎有悖常理，推测是药效与穴效的特殊整合作用。尤其是穴位主治作用与药物药理作用相一致时，表现出最强的穴药疗效，具有穴效药效"叠加效应"。还有研究表明，穴位注射给药有药效长的特点，推测缓慢吸收的药物持续刺激相关穴位，可起到与针刺特定穴位类似的功效。穴位注射药物按常理应当在血液中达到阈值浓度后才有效，静脉注射药物无吸收过程，因此静脉注射药效快速强大。穴位注射后的血药浓度与静脉注射相差很大，但可在短时间内达到和静脉注射同样甚至更强的效果，说明其不同于一般的给药机制和途径。穴位药效既具有药物原有药效学特性，又见效快，在未吸收或未达有效血药浓度前即产生强大的药效，且该药效可与无吸收过程的静脉注射相同甚至更好。这种既快速又强大的初始药效与血药浓度无明显相关，也与神经系统的完整性无明显关系，说明穴位注射药效与经络参与有关，从穴位药效的特征中探索经穴的本质是经络研究的一个新的突破口。穴位注射作用包括针刺样作用、药物循经作用、药物与腧穴相互作用等，对其机制的研究应当继续深入。

2.5　三重作用

1）即时效应：在进针数分钟及数小时内产生。多为针刺和药物注入对局部刺激而引起。

2）慢效应：可在治疗数小时至1天内出现，与药物在穴区进行生物化学作用有关。

3）后作用：是在前两个治疗效应基础上调动和恢复患者自身的调节功能而实现。这种初期为机械刺激效应，通过经穴的传导得到即刻效应，中期为药物化学效应及后期的后作用效应，则使经穴与药物的综合作用得到发挥。这就必然使穴位注射后疗效的有效期得到延长，使疾病在这个较长的治疗过程中得到更彻底的治疗。穴位注射时药效的发生与持续，有经穴功能的参与和协调。在这个过程中，经穴和药物的亲和性、归经性、直达性、趋病性、速效性及延长性等特殊功能，促成了穴位注射的高效和速效，在穴位注射治疗机制中起到了关键作用。

3 穴位注射技术的药物制备

3.1 穴位注射用具

穴位注射通常使用消毒的注射器和针头。根据注射药物的剂量大小及针刺的深度选用不同的注射器和针头,常用的注射器为1ml(用于耳穴和眼区穴位)、2ml、5ml、10ml,常用针头为4~6号普通注射针头、牙科用5号长针头及封闭用长针头,穴位注射自血则以6.5号或7号针头为宜。

3.2 穴位注射的常用药物

原则上凡可做肌内注射的药物,均可用于穴位注射,并适用于药物所治的病证。中药制剂不论单味或复方,制剂必须符合注射剂规定的标准。中西药混用及西药混用时,必须注意配伍禁忌。临床上要根据病情及患者个体情况来选择药物,目前常用的药物有以下几类。

1)中草药制剂:如复方当归注射液,丹参、板蓝根、红花、威灵仙、徐长卿、夏天无、肿节风、丁公藤、鱼腥草等多种中草药注射液(表1)。

表1 常用中草药制剂

药名	主要成分	功能与主治	用量(ml)	备注
当归注射液	当归、红花、川芎	活血、补血、调经	2~4	过敏者禁用
柴胡注射液	柴胡	解热镇痛,用于外感发热性疾病	2~4	
丹参注射液	丹参	活血祛瘀、调经、止痛、养心安神,临床广泛用于心脑血管疾病和其他疾患	2~4	过敏者禁用
生脉注射液	红参、麦冬、五味子提取物	益气养阴,复脉固脱。用于心源性休克、感染性休克、低血容量性休克及心脑血管疾患属气阴两虚者	2~4	

续表

药名	主要成分	功能与主治	用量（ml）	备注
清开灵注射液	胆酸、水牛角、黄芩苷、金银花、栀子等	清热解毒、化痰通络、醒脑开窍。用于热病神昏、中风偏瘫、神志不清，亦可用于急慢性肝炎、乙型肝炎、上呼吸道感染、肺炎、高热以及脑血栓、脑出血形成见上述证候者	2~4	如经各类溶液稀释后有混浊者禁用。有表证恶寒发热者、药物过敏者慎用
板蓝根注射液	板蓝根	清热解毒、消炎	2~4	
鱼腥草注射液	鱼腥草	清热解毒、利湿，用于肺脓肿、痰热、咳嗽、白带、尿路感染	2~4	对本品过敏者禁用。忌食辛辣、刺激、油腻饮食
威灵仙注射液	威灵仙	祛风通络，活血止痛，用于风湿、类风湿关节炎及其他原因所致的关节肿痛	2~4	

2）常用维生素制剂：如维生素 B_1 注射液、长效维生素 B_1 注射液、维生素 B_6 注射液、维生素 B_{12} 注射液、复合维生素 B 注射液、维生素 C 注射液以及维生素 D_2 胶性钙（维丁胶性钙）注射液等（表2）。

表2　常用维生素制剂

药名	功能主治	用量	备注
维生素 B_1 注射液	维持神经、心脏和消化系统的正常功能，促进糖代谢。用于缺乏维生素 B_1 病症	50~100mg	
长效维生素 B_1 注射液	作用较维生素 B_1 迅速而持久。用于缺乏维生素 B_1 病症，也可用于各种神经痛、偏头痛、神经炎及消化不良的辅助治疗	20~40mg	偶有头晕、乏力、恶心、呕吐等不良反应，停药可消失
维生素 B_6 注射液	参与氨基酸与脂肪的代谢。用于维生素 B_6 缺乏症、妊娠、放射病及抗癌药物所引起的呕吐、脂溢性皮炎、贫血及白细胞减少症	25~50mg	
维生素 B_{12} 注射液	作用于糖、蛋白质、脂肪物质代谢。用于恶性贫血及其他巨细胞性贫血，对神经系统疾病、肝炎、白细胞减少症等有辅助治疗作用	0.05~0.5mg	偶致过敏反应，甚者过敏性休克
维生素 C 注射液	参与机体氧化还原过程，增加毛细胞致密性，刺激造血功能，增强对感染的抵抗力	100mg	
维生素 D_2 胶性钙（维丁胶性钙）注射液	促进钙磷从肠道吸收储存于骨中，维持血液钙磷平衡。用于佝偻病、骨软化症、支气管炎	1ml	

3）其他常用药物：如葡萄糖注射液、0.9%氯化钠注射液、盐酸普鲁卡因注射液、注射用水、胎盘组织液等（表3）。

表3 其他常用药物

药名	功能主治	用量	备注
葡萄糖注射液	补充水分和热能。穴位注射主要是利用溶液渗透压对穴位的刺激作用，浓度越高，刺激作用越大，必要时可选用25%葡萄糖注射液	5%、10%、25%葡萄糖注射液5~20ml	糖尿病患者慎用，25%葡萄糖注射液刺激性较大，一些过敏者、穴位或神经干处慎用
0.9%氯化钠注射液（等渗氯化钠）	补充液体，用于低钠血症。等渗溶液刺激作用小，可用于稀释其他溶液	0.9%氯化钠注射液5~10ml	心功能不全，脑、肾疾病，低蛋白血症慎用
注射用水	对腧穴有较强的刺激作用，可以稀释其他药液	0.5~2ml	疼痛反应较重
三磷酸腺苷注射液	为一种辅酶，参与体内脂肪、蛋白质、糖、核酸、核苷酸的代谢，并能提供能量。可用于冠心病、偏头痛、肌营养不良等	10~20mg	
盐酸普鲁卡因注射液	局部麻醉药物。浸润局麻、神经传导阻滞、蛛网膜下腔麻醉	0.25%~5%溶液用量一般为40mg	个别患者会有过敏性休克，用药前需做皮试。忌与葡萄糖液配伍，忌与抗胆碱酯酶药合用
氯丙嗪（冬眠灵）注射液	有较强的安定作用，镇静、镇吐、降压。主要用于精神分裂症	12.5~50mg	因有较强的中枢抑制作用，驾驶员及从事危险职业的工作人员禁用，肝功能减退者慎用
辅酶A	对脂肪、蛋白质、糖的代谢有重要影响。可用于白细胞减少、紫癜、肝炎、冠心病、肾功能减退等	25~50U	
硫酸阿托品注射液	抗胆碱药。用于有机磷农药中毒、神经痛、血管神经性头痛、眩晕病和突发性耳聋等	5~10mg	颅内压增高，脑出血、急性青光眼患者禁用。个别患者使用后出现心率加快或排尿困难
胎盘组织液	刺激并增强单核-吞噬细胞系统功能，增加抗体，增加白细胞	1~2ml	

4 穴位注射的常用穴位

4.1 常用取穴定位方法

4.1.1 骨度分寸法

骨度分寸法是以骨节为主要标志测量周身各部的大小、长短，并依其比例折算尺寸作为定穴标准的方法。常用的骨度分寸见图1和表4。

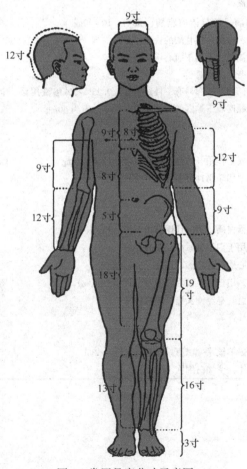

图1 常用骨度分寸示意图

表4 骨度分寸表

部位	起止点	折量寸	度量法	说明
头面部	前发际正中至后发际正中	12	直寸	确定头部经穴的纵向距离
	眉间（印堂）至前发际正中	3	直寸	
	第7颈椎棘突下（大椎）至后发际正中	3	直寸	
	眉间（印堂）至后发际正中第7颈椎棘突下（大椎）	18	直寸	
	前两额发角（头维）之间	9	横寸	确定头前部经穴的横向距离
	耳后两乳突（完骨）之间	9	横寸	确定头后部经穴的横向距离
胸腹肋部	胸骨上窝（天突）至胸剑联合中点（歧骨）	9	直寸	测胸部任脉经穴的纵向距离
	胸剑联合中点（歧骨）至脐中	8	直寸	测上腹部经穴纵向距离
	脐中至耻骨联合上缘中点（曲骨）	5	直寸	测下腹部经穴纵向距离
	两乳头之间	8	横寸	测胸腹部经穴横向距离
	腋窝顶点至第11肋游离端（章门）	12	直寸	测胁肋部经穴的纵向距离
背腰部	肩胛骨内缘至后正中线	3	横寸	测背腰部经穴横向距离
	肩峰缘至后正中线	8	横寸	测肩背部经穴横向距离
	大椎以下至尾骶	21	直寸	背腰部经纵向距离
上肢部	腋前纹头至肘横纹	9	直寸	上臂部经纵向距离
	肘横纹至腕横纹	12	直寸	前臂部经纵向距离
下肢部	耻骨联合上缘至股骨内上髁上缘	18	直寸	测足三阴经纵向距离
	胫骨内侧下方至内踝尖	13	直寸	
	股骨大转子至腘横纹	19	直寸	测足三阳经纵向距离
	臀沟至腘横纹	14	直寸	
	腘横纹（屈膝平犊鼻穴）至外踝尖	16	直寸	

4.1.2 自然标志取穴法

根据人体表面所具的特征的部位作为标志，而定取穴位的方法称为自然标志定位法。人体自然标志有两种。

1）固定标志法：是以人体表面固定不移，又有明显特征的部位作为取穴标志的方法。如人的五官、爪甲、乳头、肚脐等作为取穴的标志。

2）活动标志法：是依据人体某局部活动后出现的隆起、凹陷、孔隙、皱纹等作为取穴标志的方法。如曲池屈肘取之。

4.1.3 手指比量法

以患者手指为标准来定取穴位的方法。由于生长相关律的缘故，人类机体的各个局部间是相互关联的。由于选取的手指不同，节段亦不同，可分作以下几种。

1）中指同身寸法：是以患者的中指中节屈曲时内侧两端纹头之间作为一寸，可用于四肢部取穴的直寸和背部取穴的横寸（图2）。

2）拇指同身寸法：是以患者拇指指关节的横度作为一寸，亦适用于四肢部的直寸取穴（图3）。

3）横指同身寸法：又名"一夫法"，是令患者将食指、中指、无名指和小指并拢，以中指中节横纹处为准，四指横量作为3寸（图4）。

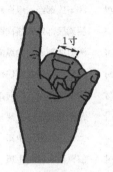
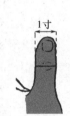
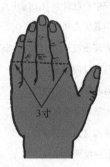

图2 中指同身寸图　　　图3 拇指同身寸　　　图4 一夫法图

4.1.4 简便取穴法

此法是临床上一种简便易行的方法。如垂手中指端取风市，两手虎口自然平直交叉，在食指端到达处取列缺穴等。

4.2 腧穴部位与主治范围

腧穴的分布在一定的经络循行路线上，它的作用和经络是密切相关的。全身腧穴很多，而每个穴位的主治范围很广。为了便于记忆，根据古今文献记载及临床体会，将所有腧穴按部位归类及主治重点的共同点简述如下。

4.2.1 头、面、颈、项部腧穴

此部位腧穴主治局部病和腧穴邻近器官疾病及神志病（图5）。

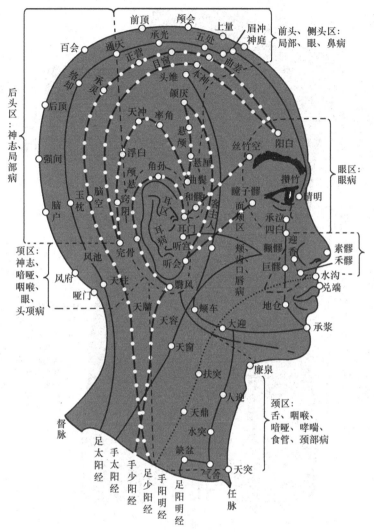

图 5　头、面、颊、项部腧穴与主治

4.2.2　胸、腹、背、腰部腧穴

此部位腧穴主治局部病和腧穴部位的脏腑器官病。后背上部的腧穴兼治发热和上肢病；腰部以下的腧穴兼治虚寒证和下肢病（图 6～图 8）。

11

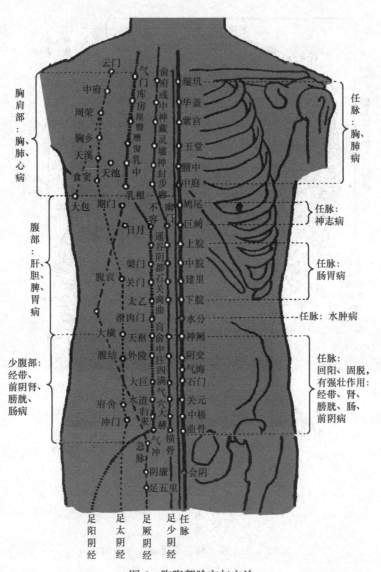

图 6 胸腹部腧穴与主治

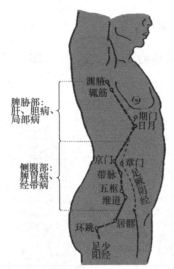

图 7　胸胁侧腹部腧穴与主治

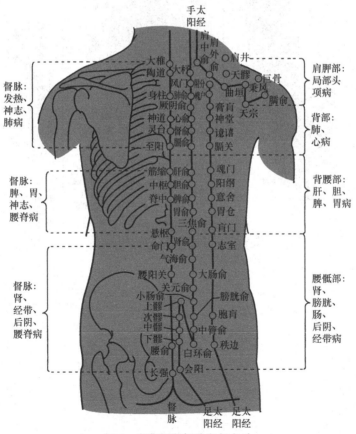

图 8　肩背腰骶部腧穴与主治

13

4.2.3 四肢腧穴肘、膝以上腧穴

此部位腧穴主治局部病和腧穴邻近病。肘、膝以下腧穴，主治局部病和腧穴邻近病（图9~图11）。

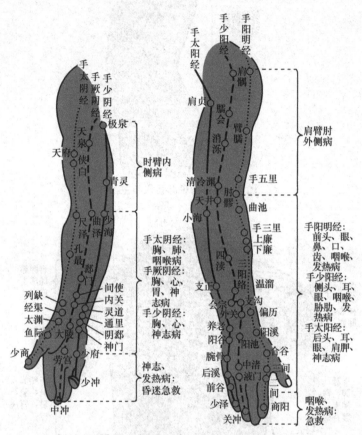

图 9　上肢部腧穴与主治（内外）

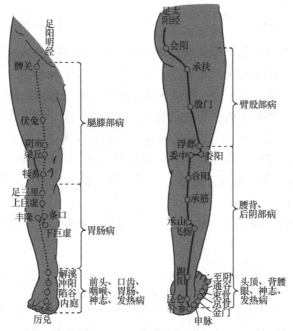

图 10 下肢部腧穴与主治（前后）

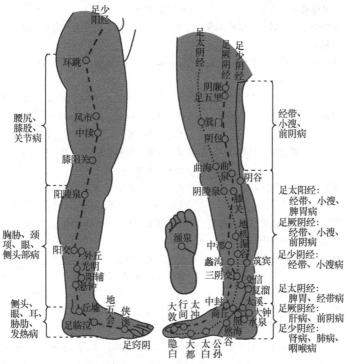

图 11 下肢部腧穴与主治（内外）

4.2.4 各经腧穴

各经腧穴治疗本经的经络病和经属脏腑器官的疾病。如肺经腧穴，能治喉、胸、肺的疾病；大肠经腧穴，能治头、面、口、眼、喉和发热、咳喘病；胃经腧穴，能治头、面、鼻、咽、齿、胃、肠和发热病；脾经腧穴，能治脾胃病；心经腧穴，能治胸、心和神志病；小肠经腧穴，能治头、项、眼、耳和发热病；膀胱经腧穴，能治头、项、腰、背、膀胱和发热病；肾经腧穴，能治生殖、泌尿系和咽喉病；心包络经腧穴，能治胸、心、胃和神志病；三焦经腧穴，能治头、眼、胸、胁和发热病；胆经腧穴，能治头、眼、耳、胁和发热病；肝经腧穴，能治胸、胁、肝的疾病。

总之，头面躯干的穴位，主治是以分部为主；四肢，尤其是肘、膝以下的穴位，是以分经为主。

1）手太阴肺经（表5和图12）。

表5 手太阴肺经主要腧穴

手太阴肺经	位置	主治
中府	平第1肋间隙，距中线6寸腋动脉搏动内下方	咳嗽，气喘，胸中烦满，胸痛，肩背痛，腹胀，呕逆，喉痹，浮肿
云门	中线旁开6寸锁骨外端下方凹陷中	咳嗽，气喘，胸痛，肩背痛，胸中烦热
天府	腋前皱襞上端下3寸肱二头肌桡侧缘	气喘，鼻衄，吐血，瘿气，上臂内侧痛
侠白	天府下1寸，肱二头肌桡侧缘	咳嗽，气短，干呕，烦满，心痛，上臂内侧痛
尺泽	肘横纹上肱二头肌腱桡侧缘	咳嗽，气喘，咯血，潮热，咽喉肿痛，舌干，胸部胀满，吐泻，小儿惊风，肘臂挛痛，乳痈
孔最	尺泽与太渊连线上距太渊7寸	咳嗽，气喘，咽喉肿痛，失音，热病无汗，头痛，肘臂挛痛，痔疮
列缺	桡骨茎突上方腕横纹上1.5寸	咳嗽，气喘，咽喉痛，掌中热，半身不遂，口眼歪斜，偏正头痛，项强，惊痫，溺血，小便热，阴茎痛，牙痛
经渠	腕横纹上1寸桡骨茎突内侧与桡动脉之间陷中	咳嗽，气喘，喉痹，胸部胀满，掌中热，胸背痛
太渊	腕横纹上桡动脉桡侧陷中	咳嗽，气喘，咳血，呕血，烦满，胸背痛，掌中热，缺盆中痛，喉痹，腹胀，嗳气，呕吐，无脉症，手腕无力疼痛
鱼际	第1掌骨中点赤白肉际	咳嗽，咳血，失音，喉痹，咽干，身热，乳痈，肘挛，掌心热
少商	拇指桡侧甲角0.1寸	喉痹，咳嗽，气喘，重舌，鼻衄，心下满，中风昏迷，癫，狂，中暑呕吐，热病，小儿惊风，指腕挛急

2）手阳明大肠经（表6和图13）

表6　手阳明大肠经主要腧穴

手阳明大肠经	位置	主治
商阳	食指桡侧支甲角0.1寸	咽喉肿痛、颐颔肿、下齿痛、耳聋、耳鸣、青盲、热病汗不出、昏厥、中风昏迷、喘咳、肩痛引缺盆
二间	第2掌指关节前缘桡侧赤白肉际处	喉痹、颔肿、鼻衄、目痛、目黄、大便脓血、齿痛口干、口眼歪斜、身热、嗜睡、肩背痛振寒
三间	第2掌指关节后缘桡侧，第2掌骨小头上方	目痛、齿痛、咽喉肿痛、手指及手背肿痛、鼻衄、唇焦口干、嗜眠、腹满、肠鸣洞泄
合谷	第1、2掌骨之间，第2掌骨桡侧中点	头痛、眩晕、目赤肿痛、鼻衄、鼻渊、齿痛、耳聋、面肿、疔疮、咽喉肿痛、失音、牙关紧闭、口眼歪斜、痄腮、指挛、臂痛、半身不遂、发热恶寒、无汗、多汗、咳嗽、经闭、滞产、胃痛、腹痛、便秘、痢疾、小儿惊风、瘾疹、疥疮、疟疾
阳溪	腕背桡侧拇指翘起时当拇长伸肌与拇短伸肌腱之间	头痛、耳聋、耳鸣、咽喉肿痛、龋齿痛、目赤、目翳、热病心烦、臂腕痛、癫、狂、痫证
偏历	阳溪与曲池连线上阳溪上3寸	鼻衄、目赤、耳聋、耳鸣、口眼歪斜、喉痛、癫疾、水肿、肩膊肘腕酸痛
温溜	阳溪与曲池连线上阳溪上5寸	头痛、面肿、鼻衄、口舌肿痛、咽喉肿痛、肩背酸痛、肠鸣腹痛、癫、狂、吐舌
下廉	阳溪与曲池连线上曲池下4寸	头风、眩晕、目痛、肘臂痛、腹痛、食物不化、乳痈
上廉	阳溪与曲池连线上曲池下3寸	头痛、偏瘫、手臂肩膊酸痛麻木、腹痛、肠鸣、泄泻
手三里	阳溪与曲池连线上曲池下2寸	腹胀、吐泻、齿痛、失音、颊肿、瘰疬、偏瘫、手臂麻痛、肘挛不伸、眼目诸疾
曲池	屈肘肘横纹桡侧端凹陷，约尺泽与肱骨外上髁连线中点	热病、咽喉肿痛、手臂肿痛、上肢不遂、手肘无力、月经不调、瘰疬、疮、疥、瘾疹、丹毒、腹痛吐泻、痢疾、齿痛、目赤痛、目不明、高血压、胸中烦满、瘿疾、癫、狂、疟疾、善惊
肘髎	曲池外上方1寸肱骨边缘	肘臂痛、拘挛、麻木、嗜卧
手五里	曲池与肩髃连线上曲池上3寸	肘臂挛急疼痛、瘰疬、咳嗽吐血、嗜卧身黄、疟疾
臂臑	肱骨外侧三角肌下端，肩髃与曲池连线曲池上7寸	瘰疬、颈项拘急、肩臂疼痛、目疾
肩髃	肩峰与肱骨大结节之间，上臂平举肩	肩臂疼痛、手臂挛急、肩中热、半身不遂、风热瘾疹、瘰疬诸瘿
巨骨	锁骨肩峰端与肩胛冈之间凹陷中	肩背手臂疼痛、不得屈伸、瘰疬、瘿气、惊痫吐血

手阳明大肠经	位置	主治
天鼎	扶突直下 1 寸，胸锁乳突肌后缘	咽喉肿痛，暴喑，气梗，瘿气，瘰疬
扶突	喉结旁开 3 寸胸锁乳突肌胸骨头与锁骨头之间	咳嗽，气喘，咽喉肿痛，暴喑，瘿气，瘰疬
禾髎	鼻孔外缘直下平水沟处	鼻疮息肉，鼻衄，鼻塞，鼻流清涕，口歪，口噤不开
迎香	鼻翼外缘中点旁开鼻唇沟中	鼻塞，不闻香臭，鼻衄，鼻渊，口眼歪斜，面痒，面浮肿，鼻息肉

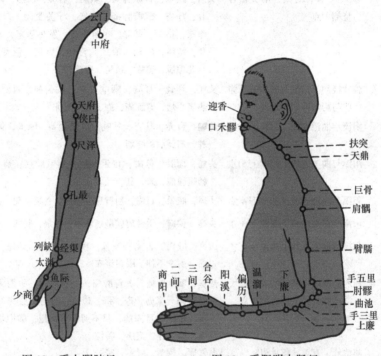

图 12　手太阴肺经　　　　　图 13　手阳明大肠经

3）足阳明胃经（表 7 和图 14）。

表 7　足阳明胃经主要腧穴

足阳明胃经	位置	主治
承泣	正坐直视，瞳孔下 0.7 寸，眼球与眶下缘之间	眼睑瞤动，目赤肿痛，迎风流泪，夜盲，口眼歪斜
四白	正坐，承泣直下眶下孔处	目赤痛痒，目翳，眼睑瞤动，迎风流泪，头面疼痛，口眼歪斜，眩晕

足阳明胃经	位置	主治
巨髎	目正视，瞳孔直下与鼻翼下缘平齐处	口眼歪斜，眼睑𥆧动，鼻衄，齿痛，唇颊肿，目翳
地仓	目正视瞳孔直下口角水平交界处，约口角旁0.4寸	唇缓不收，眼睑𥆧动，口角歪斜，齿痛颊肿，流涎
大迎	下颌角前下1.3寸，咬肌附着部的前缘，闭口鼓气时，下颌角前下方沟形凹陷中	牙关紧闭，口歪，颊肿，齿痛面肿，牙关脱白，口唇𥆧动，瘰疬，颈痛
颊车	下颌角前上方1横指凹陷中，上下牙咬紧时，在隆起的咬肌高点处	口眼歪斜，颊肿，齿痛，牙关紧闭，失音，颈项强痛
下关	闭口取穴，颧弓下缘凹陷处，下颌骨髁状突前方	齿痛，面痛，耳鸣，聤耳，牙关开合不利，口眼歪斜，眩晕
头维	额角鬓发前缘直上入发际0.5寸，距神庭4.5寸	眼痛，头痛，目眩，迎风流泪，眼睑𥆧动，视物不明
人迎	胸锁乳突肌前缘平喉结处，距喉结1.5寸	胸满喘息，咽喉肿痛，头痛，高血压，瘰疬，瘿气，饮食难下
水突	胸锁乳突肌前缘，人迎与气舍之间	咳逆上气，喘息不得卧，咽喉肿痛，肩肿，呃逆，瘿瘤，瘰疬
气舍	胸锁乳突肌的胸骨头与锁骨头之间，锁骨内侧端上缘	咽喉肿痛，喘息，呃逆，瘿瘤，瘰疬，颈项强痛，肩肿
缺盆	锁骨上窝正中，乳中线直上	咳嗽气喘，咽喉肿痛，缺盆中痛，瘰疬
气户	乳中线上，锁骨中点下缘	气喘，咳嗽，胸胁胀满，吐血，呃逆，胸背胁肋疼痛
库房	乳中线上，第1肋间	咳嗽，气逆，咳唾脓血，胸胁胀痛
屋翳	乳中线上，第2肋间	咳嗽，气喘，唾脓血痰，胸胁胀痛，乳痈，皮肤疼痛，瘾疹，身肿
膺窗	乳中线上，第3肋间	咳嗽，气喘，胸胁胀痛，乳痈
乳中	乳头正中央	
乳根	乳中线上，第5肋间，乳头直下	咳喘，胸闷胸痛，乳痈，乳汁少，噎膈，生产难
不容	脐上6寸，正中线旁开2寸	腹胀，呕吐，胃痛，食欲不振，喘咳，呕血，心痛，胸背胁痛
承满	脐上5寸，正中线旁开2寸	胃痛，呕吐，腹胀，肠鸣，食欲不振，喘逆，吐血，胁下坚痛
梁门	脐上4寸，正中线旁开2寸	胃痛，呕吐，食欲不振，大便溏
关门	脐上3寸，正中线旁开2寸	腹痛，腹胀，肠鸣泄泻，食欲不振，水肿，遗尿
太乙	脐上2寸，正中线旁开2寸	癫狂，心烦不宁，胃痛，消化不良

足阳明胃经	位置	主治
滑肉门	脐上1寸，正中线旁开2寸	癫狂，呕吐，胃痛
天枢	脐旁2寸	绕脐腹痛，呕吐，腹胀，肠鸣，癥瘕，痢疾，泄泻，便秘，肠痈，痛经，月经不调，热甚狂言，疝气，水肿
外陵	脐下1寸，正中线旁开2寸	腹痛，疝气，月经痛，心如悬引脐腹痛
大巨	脐下2寸，正中线旁开2寸	小腹胀满，小便不利，疝气，遗精，早泄，惊悸不眠，偏枯
水道	脐下3寸，正中线旁开2寸	小腹胀满，疝气，痛经，小便不利
归来	脐下4寸，正中线旁开2寸	少腹疼痛，经闭，阴挺，白带，疝气，茎中痛
气冲	脐下5寸，正中线旁开2寸	外阴肿痛，腹痛，疝气，月经不调，不孕，胎产诸疾，阳痿，阴茎中痛
髀关	髂前上棘与髌骨外缘连线上，平臀横纹	髀股痿痹，足麻不仁，腰腿疼痛，筋急不得屈伸
伏兔	髂前上棘与髌骨外上缘的连线上，膝髌上缘上6寸	腰胯疼痛，腿膝寒冷，麻痹，脚气，疝气，腹胀
阴市	髂前上棘与髌骨外上缘的连线上，髌骨外上缘上3寸	腿膝麻痹，酸痛，屈伸不利，下肢不遂，腰痛，寒疝，腹胀腹痛
梁丘	髂前上棘与髌骨外上缘的连线上，髌骨外上缘上2寸	胃痛，膝肿，下肢不遂，乳痈
犊鼻	屈膝，髌骨下方，髌韧带外侧凹陷中	膝关节痛，脚气
足三里	犊鼻下3寸，胫骨前嵴外侧1横指	胃痛，呕吐，腹胀，肠鸣，消化不良，泄泻，便秘，痢疾，疳疾，喘咳痰多，乳痈，头晕，耳鸣，心悸，气短，癫狂，妄笑，中风，脚气，水肿，膝胫酸痛，鼻疾，产妇血晕
上巨虚	犊鼻下6寸，胫骨前嵴外侧1横指	肠中切痛，痢疾，肠鸣，腹胀，便秘，泄泻，肠痈，中风瘫痪，脚气
条口	犊鼻下8寸，胫骨前嵴外侧1横指	小腿冷痛，麻痹，脘腹疼痛，跗肿，转筋，肩臂痛
下巨虚	犊鼻下9寸，胫骨前嵴外侧约1横指	小腹痛，腰脊痛引睾丸，乳痈，下肢痿痹，泄泻，大便脓血
丰隆	犊鼻与解溪中点，条口穴后方1横指，胫骨前嵴外侧2横指	痰多，哮喘，咳嗽，胸疼，头痛，头晕，咽喉肿痛，大便难，癫狂，善笑，痫证，下肢痿痹，肿痛
解溪	足背与小腿横纹中，踇长伸肌腱与趾长伸肌腱之间	头面浮肿，面赤，目赤，头痛，眩晕，腹胀，便秘，下肢痿痹，癫疾，胃热谵语，眉棱骨痛
冲阳	足背部，足背动脉搏动处，陷谷上3寸	胃痛腹胀，不嗜食，口眼歪斜，面肿齿痛，足痿无力，脚背红肿，善惊狂疾

续表

足阳明胃经	位置	主治
陷谷	第 2/3 跖趾关节后方	面目浮肿，水肿，肠鸣腹痛，足背肿痛
内庭	第 2/3 趾缝间的纹头处	齿痛，口歪，喉痹，鼻衄，腹痛，腹胀，泄泻，痢疾，足背肿痛，热病
厉兑	第 2 趾外侧距爪甲角 0.1 寸	面肿，口歪，齿痛，鼻衄，鼻流黄涕，胸腹胀满，足胫寒冷，热病，梦魇，癫狂

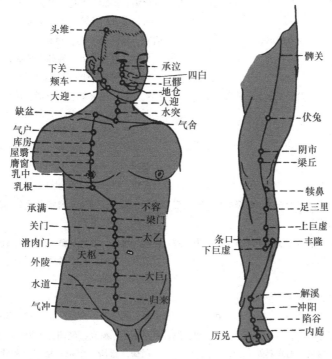

图 14 足阳明胃经

4）足太阴脾经（表 8 和图 15）

表 8 足太阴脾经主要腧穴

足太阴脾经	位置	主治
隐白	踇指内侧去甲角 0.1 寸	腹胀，暴泄，善呕，烦心善悲，梦魇，胸痛，心痛，胸满，咳吐，喘息，慢惊风，昏厥，月经过时不止，崩漏，吐血，衄血，尿血，便血，癫狂，多梦，尸厥

足太阴脾经	位置	主治
大都	蹞指内侧，第1跖趾关节前下方赤白肉际处	腹胀，胃痛，食不化，呕逆，泄泻，便秘，热病无汗，体重肢肿，厥心痛，不得卧，心烦
太白	第1跖趾关节后缘，赤白肉际处	胃痛，腹胀，腹痛，肠鸣，呕吐，泄泻，痢疾，便秘，痔漏，脚气，饥不欲食，善噫食不化，心痛脉缓，胸胁胀痛，体重节痛，痿证
公孙	第1跖骨基底前下缘，赤白肉际处	胃痛，呕吐，饮食不化，肠鸣腹胀，腹痛，痢疾，泄泻，多饮，霍乱，水肿，烦心失眠，发狂妄言，嗜卧，肠风下血，脚气
商丘	内踝前下方凹陷处	腹胀，肠鸣，泄泻，便秘，食不化，舌本强痛，黄疸，怠惰嗜卧，癫狂，善笑，梦魇，不乐好太息，咳嗽，小儿瘈瘲，痔疾，足踝痛
三阴交	内踝高点上3寸，胫骨内后缘	脾胃虚弱，肠鸣腹胀，飧泄，消化不良，月经不调，崩漏，赤白带下，阴挺，经闭，癥瘕，难产，产后血晕，恶露不行，梦遗，遗精，阳痿，阴茎痛，疝气，水肿，小便不利，睾丸缩腹，遗尿，足痿痹痛，脚气，失眠，神经性皮炎，湿疹，荨麻疹，高血压
漏谷	内踝高点上6寸，阴陵泉与三阴交连线上	腹胀，肠鸣，偏坠，腿膝厥冷，麻痹不仁，足踝肿痛，小便不利
地机	阴陵泉下3寸，当阴陵泉与三阴交连线上	腹胀，腹痛，食欲不振，泻泄，痢疾，月经不调，痛经，遗精，女子癥瘕，腰痛不可俯仰，小便不利，水肿
阴陵泉	胫骨内侧髁下缘凹陷处	腹胀，喘逆，水肿，黄疸，暴泄，小便不利或失禁，阴茎痛，妇人阴痛，遗精，膝痛，
血海	屈膝，髌骨内上缘上2寸，股四头肌内侧头的隆起处	月经不调，痛经，经闭，崩漏，股内侧痛，皮肤湿疹，瘾疹，湿疮，瘙痒，丹毒，小便淋涩，气逆腹胀
箕门	血海穴上6寸，缝匠肌内侧	小便不通，遗溺，腹股沟肿痛，五淋
冲门	耻骨联合上缘中点旁开3.5寸，腹股沟外端上缘，股动脉外侧	腹痛，疝气，痔痛，小便不利，胎气上冲
府舍	冲门上0.7寸，任脉旁开4寸	腹痛，疝气，腹满积聚，霍乱吐泄
腹结	府舍上3寸，任脉旁开4寸（脐下1.3寸）	绕脐腹痛，疝气，腹寒泄泻
大横	神阙穴旁开4寸	虚寒泻痢，大便秘结，小腹痛
腹哀	脐中上3寸，任脉旁开4寸	绕脐痛，消化不良，便秘，痢疾

足太阴脾经	位置	主治
食窦	中庭穴（任脉）旁开6寸，第5肋间隙中	胸胁胀痛，腹胀肠鸣，反胃，食已即吐，嗳气，水肿
天溪	任脉旁开6寸，平第4肋间隙中	胸部疼痛，咳嗽，乳痈，乳汁少
胸乡	任脉旁开6寸，第3肋间隙中	胸胁胀痛，胸引背痛不得卧
周荣	任脉旁开6寸，第2肋间隙中	胸胁胀满，咳嗽，气喘，胁肋痛，食不下
大包	侧卧举臂，腋中线上第6肋间隙中	胸胁痛，气喘，全身疼痛，四肢无力

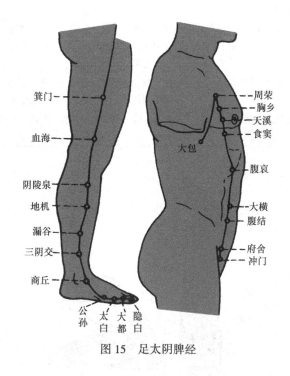

图15　足太阴脾经

5）手少阴心经（表9和图16）。

表9　手少阴心经主要腧穴

手少阴心经	位置	主治
极泉	腋窝中，腋动脉搏动处	心痛，胸闷，心悸，气短，心悲不乐，干呕，胁肋疼痛，咽干烦渴，目黄，瘰疬，肘臂冷痛，四肢不举
青灵	少海与极泉连线少海上3寸肱二头肌内侧缘	目黄，头痛，振寒，胁痛，肩臂痛

手少阴心经	位置	主治
少海	屈肘在肘横纹尺侧头陷中	心痛，臂麻，手颤健妄，暴喑，手挛，腋胁痛，瘰疬，颈痛，癫狂善笑，痫证，头痛，目眩，齿龋痛
灵道	尺侧腕屈肌腱桡侧缘腕横纹上1.5寸	心悸怔忡，心痛，悲恐，善笑，暴喑，舌强不语，腕臂挛急，足跗上痛，头昏目眩
通里	尺侧腕屈肌腱桡侧缘腕横纹上1寸	暴喑，舌强不语，心悸怔忡，悲恐畏人，头痛目眩，妇人经血过多，崩漏，肩臑肘臂内后侧痛
阴郄	尺侧腕屈肌腱桡侧缘腕横纹上0.5寸	心痛，惊恐，心悸，骨蒸盗汗，吐血，衄血，失语
神门	尺侧腕屈肌腱桡侧缘腕横纹上	心痛，心烦，恍惚，健忘失眠，惊悸怔忡，痴呆悲哭，癫狂痫证，目黄胁痛，掌中热，呕血，吐血，大便脓血，头痛眩晕，咽干不嗜食，失音，喘逆上气
少府	第4/5掌指关节后方	心悸，胸痛，痈疡，阴痒，阴挺，阴痛，小便不利，遗尿，手小指拘挛，掌中热，善笑，悲恐善惊
少冲	小指桡侧去甲角0.1寸	心悸，心痛，胸胁痛，癫狂，热病，中风昏迷，大便脓血，吐血，臑臂内侧后廉痛

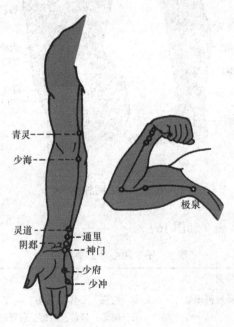

图16 手少阴心经

6) 手太阳小肠经（表 10 和图 17）

表 10　手太阳小肠经主要腧穴

手太阳小肠经	位置	主治
少泽	小指尺侧去指甲角 0.1 寸	热病，中风昏迷，乳汁少，乳痈，咽喉肿痛，目翳，疟疾，头痛，耳聋，耳鸣，肩臂外后侧疼痛
前谷	第 5 掌指关节前尺侧，握拳时，当掌指关节前之横纹头赤白肉际	热病汗不出，疟疾，癫狂痫证，耳鸣，目痛，目翳，头项急痛，颊肿，鼻塞，咽喉肿痛，产后无乳，臂痛，肘挛，手指麻木
后溪	第 5 掌指关节尺侧后方，第 5 掌骨小头后缘，赤白肉际处	头项强痛，耳聋，目赤目翳，肘臂及手指挛急，热病，疟疾，癫狂痫证，盗汗，目眩，目眦烂，疥疮
腕骨	第 5 掌骨尺侧上方，腕前方，三角骨的前缘，赤白肉际处	头痛，项强，耳鸣，目翳，指挛臂痛，黄疸，热病汗不出，疟疾，胁痛，颈项颔肿，消渴，目流冷泪，惊风，瘈疭
阳谷	三角骨后缘，赤白肉际上，豌豆骨与尺骨茎突之间	颈颔肿，臂外侧痛，手腕痛，热病无汗，头眩，目赤肿痛，癫狂妄言，胁痛项肿，疥疮生疣，痔漏，耳聋，耳鸣，齿痛
养老	掌心向下时，在尺骨茎突的高点处，当屈肘掌心向胸时，转手骨开，穴在尺骨茎突的桡侧骨缝中	目视不明，肩背肘臂痛，急性腰痛
支正	腕上 5 寸，当阳谷与小海的连线上	项强，肘挛，手指痛，热病，头痛，目眩，癫狂，易惊，好笑善忘，惊恐悲愁，消渴，疥疮生疣
小海	屈肘，当尺骨鹰嘴与肱骨内上髁之间	颊肿，颈项肩臂外后侧痛，头痛目眩，耳聋，耳鸣，癫狂痫证，疡肿
肩贞	肩关节后下方，当上臂内收时，在腋后纹头上 1 寸处	肩胛痛，手臂痛麻，不能举，缺盆中痛，瘰疬，耳鸣耳聋
臑俞	正坐，上臂内收，从肩贞直上，肩胛冈下缘取穴	肩臂酸痛无力，肩肿，颈项瘰疬
天宗	正坐，冈下窝中，约在肩胛冈下缘与肩胛下角之间的上 1/3 折点处	肩胛疼痛，肘臂外后侧痛，颊颔肿痛，气喘，乳痈
秉风	正坐，在肩胛冈上窝中点，天宗穴直上，举臂有凹陷处	肩胛疼痛不举，上肢酸痛
曲垣	在肩胛冈内上端凹陷处，约当臑俞与第 2 胸椎棘突连线的中点	肩胛拘挛疼痛
肩外俞	正坐，在第 1 胸椎棘突下陶道旁开 3 寸	肩背酸痛，颈项强急，上肢冷痛
肩中俞	正坐，在第 7 颈椎棘突下，大椎旁开 2 寸	咳嗽，气喘，肩背疼痛，唾血，寒热，目视不明
天窗	正坐，胸锁乳突肌后缘，平甲状软骨	耳聋，耳鸣，咽喉肿痛，颈项强痛，暴喑不能言，颊肿痛，颈瘿，瘾疹，癫狂，中风

手太阳小肠经	位置	主治
天容	正坐，胸锁乳突肌前缘的凹陷中，平下颌角	耳聋，耳鸣，咽喉肿痛，咽中如梗，颊肿，瘿气，头项痈肿，呕逆吐沫
颧髎	正坐平视，目外眦直下，颧骨下缘凹陷处	口眼歪斜，眼睑眴动，齿痛，颊肿，目赤，目黄，面赤，唇肿
听宫	耳屏与下颌关节之间，微张口呈凹陷处	耳聋，耳鸣，聤耳，失音，癫疾，痫证，齿痛

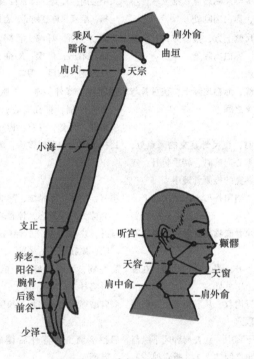

图 17 手太阳小肠经

7）足太阳膀胱经（表 11 和图 18）。

表 11 足太阳膀胱经主要腧穴

足太阳膀胱经	位置	主治
睛明	目内眦外上方陷中	目赤肿痛，憎寒头痛，目眩，迎风流泪，内眦痒痛，胬肉攀睛，目翳，目视不明，近视，夜盲，色盲
攒竹	眉毛内侧端，眶上切迹处	头痛，眉棱骨痛，目眩，目视不明，目赤肿痛，迎风流泪，近视，眼睑眴动，面瘫

续表

足太阳膀胱经	位置	主治
眉冲	眉头直上入发际0.5寸	痫证，头痛，眩晕，目视不明，鼻塞
曲差	神庭旁1.5寸，入发际0.5寸	头痛，目眩，目痛，目视不明，鼻塞，鼻衄
五处	曲差直上，入发际1寸	头痛，目眩，目视不明，痫证，小儿惊风
承光	中线旁开1.5寸，入前发际2.5寸	头痛，目眩，呕吐烦心，目视不明，鼻塞多涕，热病无汗
通天	中线旁开1.5寸，入前发际4寸	头痛，头重，眩晕，口歪，鼻塞多清涕，鼻衄，鼻疮，鼻渊，鼻窒，颈项转侧难，瘿气
络却	中线旁开1.5寸，入前发际5.5寸	眩晕，耳鸣，鼻塞，口歪，癫狂，痫证，目视不明，项肿，瘿瘤
玉枕	枕外隆突上缘旁开1.3寸	头痛，恶风寒，呕吐，不能远视，目痛，鼻塞
天柱	后正中线旁开1.3寸，后发际上0.5寸	头痛，项强，眩晕，目赤肿痛，鼻塞，不知香臭，咽肿，肩背痛，足不任身
大杼	T$_1$棘突下旁开1.5寸	咳嗽，发热，鼻塞，头痛，喉痹，肩胛酸痛，颈项强急
风门	T$_2$棘突下旁开1.5寸	伤风咳嗽，发热头痛，目眩，多涕，鼻塞，项强，胸背痛，发背痈疽，胸中热，身热
肺俞	T$_3$棘突下旁开1.5寸	咳嗽，气喘，胸满，腰脊痛，吐血，喉痹，骨蒸，潮热，盗汗
厥阴俞	T$_4$棘突下旁开1.5寸	心痛，心悸，胸闷，咳嗽，呕吐
心俞	T$_5$棘突下旁开1.5寸	癫狂，痫证，惊悸，失眠，心悸，健忘，心烦，咳嗽，吐血，梦遗，心痛，胸引背痛
督俞	T$_6$棘突下旁开1.5寸	心痛，腹痛，腹胀，肠鸣，呃逆
膈俞	T$_7$棘突下旁开1.5寸	胃脘胀痛，呕吐，呃逆，饮食不下，气喘，咳嗽，吐血，潮热，盗汗，背痛，脊强
肝俞	T$_8$棘突下旁开1.5寸	黄疸，胁痛，吐血，衄血，目赤，目视不明，眩晕，夜盲，癫狂，痫证，脊背痛
胆俞	T$_{10}$棘突下旁开1.5寸	黄疸，口苦，舌干，咽痛，呕吐，胁痛，饮食不下，肺痨，潮热，腋下肿
脾俞	T$_{11}$棘突下旁开1.5寸	胁痛，腹胀，黄疸，呕吐，泄泻，痢疾，便血，完谷不化，水肿，背痛
胃俞	T$_{12}$棘突下旁开1.5寸	胸胁痛，胃脘痛，腹胀，翻胃，呕吐，肠鸣，完谷不化
三焦俞	L$_1$棘突下旁开1.5寸	腹胀，肠鸣，完谷不化，呕吐，腹泻，痢疾，小便不利，水肿，肩背拘急，腰脊强痛
肾俞	L$_2$棘突下旁开1.5寸	遗精，阳痿，遗尿，小便频数，月经不调，白带，腰膝酸痛，目昏，耳鸣，耳聋，小便不利，水肿，洞泄不化，喘咳少气

续表

足太阳膀胱经	位置	主治
气海俞	L_3 棘突下旁开 1.5 寸	腰痛,腿膝不利,痛经,痔漏
大肠俞	L_4 棘突下旁开 1.5 寸	腹痛,腹胀,肠鸣,泄泻,便秘,痢疾,腰脊疼痛
关元俞	L_5 棘突下旁开 1.5 寸	腹胀,泄泻,小便不利,遗尿,消渴,腰痛
小肠俞	平第1骶后孔,后正中线旁开 1.5 寸	遗精,遗尿,尿血,白带,小腹胀痛,泄泻,痢疾,痔疾,疝气,腰腿痛
膀胱俞	平第2骶后孔,后正中线旁开 1.5 寸	小便赤涩,遗精,遗尿,腹痛泄泻,便秘,腰脊强痛,膝足寒冷无力,女子瘕聚,阴部肿痛生疮,淋浊
中膂俞	平第3骶后孔,后正中线旁开 1.5 寸	痢疾,疝气,腰脊强痛,消渴
白环俞	平第4骶后孔,后正中线旁开 1.5 寸	白带,疝气,遗精,月经不调,腰腿痛
上髎	第1骶后孔	腰痛,月经不调,阴挺,带下,遗精,阳痿,大小便不利
次髎	第2骶后孔	腰痛,月经不调,赤白带下,痛经,疝气,小便赤淋,腰以下至足不仁
中髎	第3骶后孔	月经不调,赤白带下,腰痛,小便不利,便秘
下髎	第4骶后孔	小腹痛,肠鸣,泄泻,便秘,小便不利,腰痛
会阳	尾骨下端旁开 0.5 寸	带下,阳痿,痢疾,泄泻,便血,痔疾
承扶	臀横纹正中	痔疾,腰骶臀股部疼痛
殷门	承扶与委中连线上承扶下 6 寸	腰脊强痛,不可俯仰,大腿疼痛
浮郄	腘窝上 1 寸,股二头肌腱内侧	臀股麻木,腘筋挛急
委阳	腘横纹外侧端,股二头肌腱内缘	腰脊强痛,小腹胀满,小便不利,腿足拘挛疼痛,痿厥不仁
委中	腘横纹中央	腰痛,髋关节屈伸不利,腘筋挛急,下肢痿痹,中风昏迷,半身不遂,腹痛,吐泻,疟疾,癫疾反折,衄血不止,遗尿,小便难,自汗,盗汗,丹毒,疔疮,发背
附分	T_2 棘突下,正中线旁开 3 寸	肩背拘急,颈项强痛,肘臂麻木不仁
魄户	T_3 棘突下,正中线旁开 3 寸	肺痨,咳嗽,气喘,项强,肩背痛
膏肓俞	T_4 棘突下,正中线旁开 3 寸	肺痨,咳嗽,气喘,吐血,盗汗,健忘,遗精,完谷不化,肩胛背痛
神堂	T_5 棘突下,正中线旁开 3 寸	咳嗽,气喘,胸腹满,肩痛,脊背急强
譩譆	T_6 棘突下,正中线旁开 3 寸	咳嗽,气喘,肩背痛,季胁引少腹痛,目眩,鼻衄,疟疾,热病汗不出

足太阳膀胱经	位置	主治
膈关	T_7棘突下，正中线旁开3寸	饮食不下，呕吐，嗳气，胸中噎闷，脊背强痛
魂门	T_9棘突下，正中线旁开3寸	胸胁胀痛，背痛，饮食不下，呕吐，肠鸣泄泻
阳纲	T_{10}棘突下，正中线旁开3寸	肠鸣，腹痛，泄泻，黄疸，消渴
意舍	T_{11}棘突下，正中线旁开3寸	腹胀，肠鸣，泄泻，呕吐，饮食不下
胃仓	T_{12}棘突下，正中线旁开3寸	腹胀，胃脘痛，水肿，小儿食积，脊背痛
肓门	L_1棘突下，正中线旁开3寸	上腹痛，痞块，便秘，妇人乳疾
志室	L_2棘突下，正中线旁开3寸	遗精，阳痿，阴痛下肿，小便淋沥，水肿，腰脊强痛
胞肓	平第2骶后孔，正中线旁开3寸	肠鸣，腹胀，腰脊痛，大小便不利，阴肿
秩边	骶管裂孔旁开3寸	腰骶痛，下肢痿痹，大小便不利，阴痛，痔疾
合阳	腘横纹下2寸，委中与承山连线上	腰脊痛引腹，下肢酸痛，麻痹，崩漏，疝痛
承筋	合阳与承山之间，腓肠肌腹中央	小腿痛，膝酸重，腰背拘急，痔疾，零乱转筋
承山	腓肠肌肌腹下，伸小腿时，肌腹下出现交角处	腰背病，腿痛转筋，痔疾，便秘，脚气，鼻衄，癫疾，疝气，腹痛
飞扬	承山穴外下方，昆仑穴上7寸	头痛，目眩，鼻塞，鼻衄，腰背痛，腿软无力，癫狂
跗阳	足外踝后方，昆仑直上3寸	头重，头痛，腰腿痛，下肢瘫痪，外踝红肿
昆仑	跟腱与外踝之间凹陷处	头痛，项强，目眩，鼻衄，疟疾，肩背拘急，腰痛，脚跟痛，小儿痫证，难产
仆参	外踝后下方，昆仑直下，当跟骨凹陷处赤白肉际	下肢痿弱，足跟痛，零乱转筋，癫痫，脚气膝肿
申脉	外踝正下方凹陷中	痫证，癫狂，头痛，眩晕，失眠，腰痛，足胫寒，不能久立坐，目赤痛，项强
金门	申脉前下方，骰骨外侧凹陷中	癫痫，小儿惊风，腰痛，外踝痛，下肢痹痛
京骨	足跗外侧，第5跖骨粗隆下，赤白肉际	癫痫，头痛，目翳，项强，腰腿疼，膝痛脚挛
束骨	足跗外侧，第5跖骨小头后方，赤白肉际	癫狂，头痛，项强，目眩，腰背痛，下肢后侧痛
足通谷	第5跖趾关节前下方凹陷处赤白肉际	头痛，项痛，目眩，鼻衄，癫狂
至阴	足小趾外侧，距指甲角0.1寸	头痛，鼻塞，鼻衄，目痛，足下热，胞衣不下，胎位不正，难产

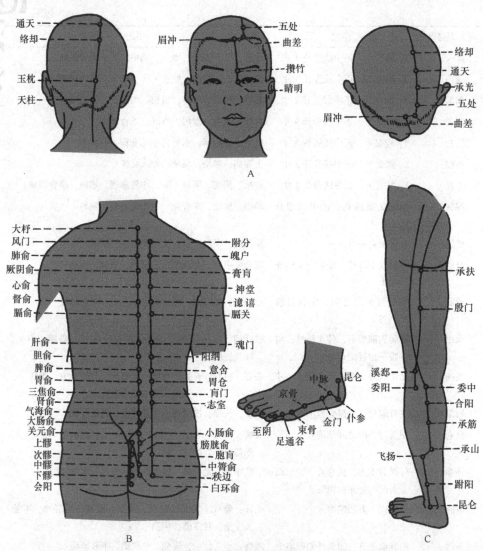

图18 足太阳膀胱经

8) 足少阴肾经（表12和图19）

表12 足少阴肾经主要腧穴

足少阴肾经	位置	主治
涌泉	足心前1/3的凹陷中	头顶痛，头晕，眼花，咽喉痛，舌干，失音，小便不利，大便难，小儿惊风，足心热，癫疾，霍乱转筋，昏厥

足少阴肾经	位置	主治
然谷	舟骨粗隆下缘凹陷中	月经不调, 阴挺, 阴痒, 白浊, 遗精, 阳痿, 小便不利, 泄泻, 胸胁胀痛, 咯血, 小儿脐风, 口噤不开, 消渴, 黄疸, 下肢痿痹, 足跗痛
太溪	足内踝与跟腱之间的凹陷中	头痛目眩, 咽喉肿痛, 齿痛, 耳聋, 耳鸣, 咳嗽, 气喘, 胸痛咯血, 消渴, 月经不调, 失眠, 健忘, 遗精, 阳痿, 小便频数, 腰脊痛, 下肢厥冷, 内踝肿痛
大钟	太溪下 0.5 寸, 当跟腱附着部的内侧凹陷中	咳血, 气喘, 腰脊强痛, 痴呆, 嗜卧, 足跟痛, 二便不利, 月经不调
水泉	太溪直下方 1 寸, 当跟骨结节之内侧前上部凹陷中	月经不调, 痛经, 阴挺, 小便不利, 目昏花, 腹痛
照海	内踝正下缘凹陷中	咽喉干痛, 痫证, 失眠, 嗜卧, 惊恐不宁, 目赤肿痛, 月经不调, 痛经, 赤白带下, 阴挺, 阴痒, 疝气, 小便频数, 不寐, 脚气
复溜	太溪上 2 寸, 当跟腱之前缘	泄泻, 肠鸣, 水肿, 腹胀, 腿肿, 足痿, 盗汗, 脉微细时无, 身热无汗, 腰脊强痛
交信	太溪上 2 寸, 当复溜与胫骨内侧面后缘之间	月经不调, 崩漏, 阴挺, 泄泻, 大便难, 睾丸肿痛, 五淋, 疝气, 阴痒, 泻痢赤白
筑宾	太溪上 5 寸, 太溪与阴谷的连线上, 约当腓肠肌内侧肌腹下端	癫狂, 痫证, 呕吐涎沫, 疝痛, 小儿脐疝, 小腿内侧痛
阴谷	当腘窝内侧, 和委中相平, 在半腱肌腱和半膜肌腱之间, 屈膝取穴	阳痿, 疝痛, 月经不调, 崩漏, 小便难, 阴中痛, 癫狂, 膝股内侧痛
横骨	耻骨联合上际, 当曲骨穴旁开 0.5 寸	阴部痛, 少腹痛, 遗精, 阳痿, 遗尿, 小便不通, 疝气
大赫	横骨上 1 寸, 中极旁开 0.5 寸	阴部痛, 子宫脱垂, 遗精, 带下, 月经不调, 痛经, 不妊, 泄泻, 痢疾
气穴	横骨上 2 寸, 关元穴旁开 0.5 寸	月经不调, 白带, 小便不通, 泄泻, 痢疾, 腰脊痛, 阳痿
四满	横骨上 3 寸, 石门旁开 0.5 寸	月经不调, 崩漏, 带下, 不孕, 产后恶露不净, 小腹痛, 遗精, 遗尿, 疝气, 便秘, 水肿
中注	横骨上 4 寸, 阴交旁开 0.5 寸	月经不调, 腰腹疼痛, 大便燥结, 泄泻, 痢疾
肓俞	神阙旁 0.5 寸	腹痛绕脐, 呕吐, 腹胀, 痢疾, 泄泻, 便秘, 疝气, 月经不调, 腰脊痛
商曲	肓俞上 2 寸, 下脘旁开 0.5 寸	腹痛, 泄泻, 便秘, 腹中积聚
石关	肓俞上 3 寸, 建里旁开 0.5 寸	呕吐, 腹痛, 便秘, 产后腹痛, 妇人不孕

足少阴肾经	位置	主治
阴都	肓俞上4寸，中脘旁开0.5寸	腹胀，肠鸣，腹痛，便秘，妇人不孕，胸胁痛，疟疾
腹通谷	肓俞上5寸，上脘旁开0.5寸	腹痛，腹胀，呕吐，心痛，心悸，胸痛，暴喑
幽门	肓俞上6寸，巨阙旁开0.5寸	腹痛，呕吐，善哕，消化不良，泄泻，痢疾
步廊	第5肋间，中庭穴旁开2寸	胸痛，咳嗽，气喘，呕吐，不嗜食，乳痈
神封	第4肋间，膻中穴旁开2寸	咳嗽，气喘，胸胁支满，呕吐，不嗜食，乳痈
灵墟	第3肋间，任脉旁开2寸	咳嗽，气喘，痰多，胸胁胀痛，呕吐，乳痈
神藏	第2肋间，任脉旁开2寸	咳嗽，气喘，胸痛，烦满，不嗜食
彧中	第1肋间，任脉旁开2寸	咳嗽，气喘，痰壅，胸胁胀满，不嗜食
俞府	锁骨下缘，任脉旁开2寸	咳嗽，气喘，胸痛，呕吐，不嗜食

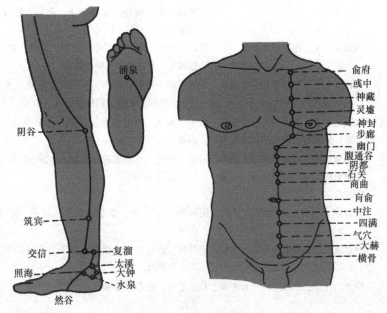

图 19　足少阴肾经

9）手厥阴心包经（表 13 和图 20）

表 13　手厥阴心包经主要腧穴

手厥阴心包经	位置	主治
天池	第4肋间乳头外1寸	胸闷，心烦，咳嗽，痰多，气喘，胸痛，腋下肿痛，瘰疬，疟疾，乳痈

手厥阴心包经	位置	主治
天泉	腋纹头下2寸肱二头肌长短头之间	心痛，胸胁胀满，咳嗽，胸背及上臂内侧痛
曲泽	肘横纹上肱二头肌腱尺侧缘	心痛，善惊，心悸，胃痛，呕吐，转筋，热病，烦躁，肘臂痛，上肢颤动，咳嗽
郄门	掌长肌腱与桡侧腕屈肌腱之间腕横纹上5寸	心痛，心悸，胸痛，心烦，咳血，呕血，衄血，疔疮，癫疾
间使	掌长肌腱与桡侧腕屈肌腱之间腕横纹上3寸	心痛，心悸，胃痛，呕吐，热病，烦躁，疟疾，癫狂，痫证，腋肿，肘挛，臂痛
内关	掌长肌腱与桡侧腕屈肌腱之间腕横纹上2寸	心痛，心悸，胸痛，胃痛，呕吐，呃逆，失眠，癫狂，痫证，郁证眩晕，中风，偏瘫，哮喘，偏头痛，热病，产后血晕，肘臂挛痛
大陵	掌长肌腱与桡侧腕屈肌腱之间腕横纹上	心痛，心悸，胃痛，呕吐，惊悸，癫狂，痫证，胸胁痛，腕关节疼痛，喜笑悲恐
劳宫	掌心横纹第3掌骨桡侧，屈指中指尖下	中风昏迷，中暑，心痛，癫狂，痫证，口疮，口臭，口中烂
中冲	中指尖端中央	中风昏迷，舌强不语，中暑，昏厥，小儿惊风，热病，舌下肿痛

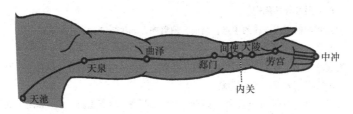

图20　手厥阴心包经

10）手少阳三焦经（表14和图21）

表14　手少阳三焦经主要腧穴

手少阳三焦经	位置	主治
关冲	无名指尺侧去爪甲0.1寸	头痛，目赤，耳聋，耳鸣，喉痹，舌强，热病，心烦
液门	第4、5指指缝间，指掌关节前凹陷中	头痛，目赤，耳痛，耳鸣，耳聋，喉痹，疟疾，手臂痛
中渚	第4、5掌指关节后的掌骨间，当液门后1寸，握拳取穴	头痛，目眩，目赤，目痛，耳聋，耳鸣，喉痹，肩背肘臂疼痛，手指不能屈伸，脊膂痛，热病

手少阳三焦经	位置	主治
阳池	伏掌，手背横纹上，当指总伸肌腱尺侧凹陷中	腕痛，肩臂痛，耳聋，疟疾，消渴，口干，喉痹
外关	阳池上2寸，当桡尺骨之间	热病，头痛，颊痛，耳聋，耳鸣，目赤肿痛，胁痛，肩背痛，肘臂屈伸不利，手指疼痛，手颤
支沟	阳池穴上3寸，桡尺骨之间	暴喑，耳聋，耳鸣，肩背酸痛，胁肋痛，呕吐，便秘，热病
会宗	阳池穴上3寸，支沟穴尺侧，尺骨桡侧缘	耳聋，痫证，上肢肌肤痛
三阳络	阳池穴上4寸，桡尺两骨之间	暴喑，耳聋，手臂痛，龋齿痛
四渎	肘尖下方5寸，桡尺骨之间	暴喑，暴聋，齿痛，呼吸气短，咽阻如梗，前臂痛
天井	尺骨鹰嘴后上方，屈肘呈凹陷处	偏头痛，胁肋颈项肩臂痛，耳聋，瘰疬，瘿气，癫痫
清冷渊	天井穴上1寸，屈肘取穴	头痛，目黄，肩臂痛不能举
消泺	尺骨鹰嘴与肩髎穴的连线上，当臑会与清冷渊中点	头痛，颈项强痛，臂痛，齿痛，癫疾
臑会	尺骨鹰嘴与肩髎穴连线上，肩髎穴直下3寸	肩臂痛，瘿气，瘰疬，目疾，肩胛肿痛
肩髎	肩峰后下际，上臂外展平举，于肩髃穴后寸许凹陷中	臂痛，肩重不能举
天髎	肩井穴与曲垣穴连线的中点，当肩胛骨上角处	肩臂痛，颈项强痛，胸中烦满
天牖	乳突后下部，胸锁乳突肌后缘，在天容穴与天柱穴的平行线上	头晕，头痛，面肿，目昏，暴聋，项强
翳风	耳垂后方，下颌角与乳突之间凹陷中	耳鸣，耳聋，口眼歪斜，牙关紧闭，颊肿，瘰疬
瘈脉	乳突中央，当翳风穴与角孙穴沿耳翼连线的下1/3折点处	头痛，耳聋，耳鸣，小儿惊痫，呕吐，泄痢
颅息	耳后，当翳风穴与角孙穴沿耳翼连线的上1/3折点处	头痛，耳鸣，小儿惊痫，呕吐涎沫
角孙	折耳在耳尖近端，颞颥部入发际处	耳部肿痛，目赤肿痛，目翳，齿痛，唇燥，项强，头痛
耳门	耳屏上切迹前方，下颌骨髁状突后缘凹陷中，张口取穴	耳聋，耳鸣，聤耳，齿痛，颈颌痛，唇吻强
和髎	在耳门前上方，平耳郭根前，鬓发后缘，当颞浅动脉后缘	头重痛，耳鸣，牙关拘急，颌肿，鼻准肿痛，口歪
丝竹空	眉毛外端凹陷处	头痛，目眩，目赤痛，眼睑瞤动，齿痛，癫痫

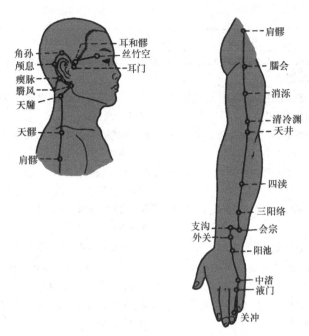

图 21 手少阳三焦经

11）足少阳胆经（表 15 和图 22）

表 15 足少阳胆经主要腧穴

足少阳胆经	位置	主治
瞳子髎	目外眦外侧，眶骨外侧缘凹陷中	头痛，目赤，目痛，怕光羞明，迎风流泪，远视不明，内障，目翳
听会	耳屏间切迹前，听宫直下，下颌骨髁状突后缘，张口有空处	耳鸣，耳聋，聤耳流脓，齿痛，下颌脱白，口眼歪斜，面痛，头痛
上关	耳前，颧骨弓上缘，下关穴直上方	头痛，耳鸣，耳聋，聤耳，口眼歪斜，面痛，齿痛，惊痫，瘛疭
颔厌	鬓发中，当头维与曲鬓连线的上 1/4 与下 3/4 的交点处	头痛，眩晕，目外眦痛，齿痛，耳鸣，惊痫，瘛疭
悬颅	头维与曲鬓之间，沿鬓发弧形连线之中点	偏头痛，面肿，目外眦痛，齿痛
悬厘	鬓角之上际，当悬颅与曲鬓之中点	偏头痛，面肿目外眦痛，耳鸣，上齿痛
曲鬓	耳前上方入鬓发内，约当角孙前 1 横指	偏头痛，颔颊肿，牙关紧闭，呕吐，齿痛，目赤肿痛，项强不得顾
率谷	耳郭尖上方，角孙穴之上，入发际 1.5 寸	头痛，眩晕，呕吐，小儿惊风

续表

足少阳胆经	位置	主治
天冲	耳郭根后上方,入发际2寸,率谷穴后约0.5寸	头痛,齿龈肿痛,癫痫,惊恐,瘿气
浮白	耳后乳突后上方,当天冲与头窍阴的弧形连线的中点	头痛,颈项强痛,耳鸣,耳聋,齿痛,瘰疬,瘿气,臂痛不举,足痿不行
头窍阴	乳突后上方,当浮白与完骨的连线上	头痛,眩晕,颈项强痛,胸胁痛,口苦,耳鸣,耳聋,耳痛
完骨	乳突后下方凹陷中	头痛,颈项强痛,颊肿,喉痹,龋齿,口眼歪斜,癫痫,疟疾
本神	前发际内0.5寸,正中线旁开3寸	头痛,目眩,癫痫,小儿惊风,颈项强痛,胸胁痛,半身不遂
阳白	前额,眉毛中点上1寸	头痛,目眩,目痛,外眦疼痛,眼睑瞤动,雀目
头临泣	前额,阳白穴直上,入发际0.5寸,于神庭与头维之间	头痛,目眩,目赤痛,流泪,目翳,鼻塞,鼻渊,耳聋,小儿惊痫,热病
目窗	头临泣后1寸,当头临泣与风池穴的连线上	头痛,目眩,目赤肿痛,远视,近视,面浮肿,上齿龋肿,小儿惊痫
正营	目窗后1寸,头临泣与风池的连线上	头痛,头晕,目眩,唇吻强急,齿痛
承灵	正营后1.5寸,头临泣与风池的连线上	头痛,眩晕,目痛,鼻渊,鼻衄,鼻窒,多涕
脑空	风池穴直上,脑户穴相平处	头痛,颈项强痛,目眩,目赤肿痛,鼻塞,耳聋,癫痫,惊悸,热病
风池	胸锁乳突肌与斜方肌上端之间的凹陷中,入发际1寸	头痛,眩晕,颈项强痛,目赤痛,目泪出,鼻渊,鼻衄,耳聋,气闭,中风,口眼歪斜,疟疾,热病,感冒,瘿气
肩井	大椎与肩峰连线的中点	肩背痹痛,手臂不举,颈项强痛,乳痈,中风,瘰疬,难产,诸虚百损
渊腋	侧卧,当腋中线上,于第4肋间隙,举臂取穴	胸满,胁痛,腋下肿,臂痛不举
辄筋	渊腋前1寸,当第4肋间隙,侧卧取穴	胸胁痛,喘息,呕吐,吞酸,腋肿,肩臂痛
日月	乳头下方,第7肋间隙处	胁肋疼痛胀满,呕吐,吞酸,呃逆,黄疸
京门	侧卧,于侧腹部,当12肋骨游离端下际	肠鸣,泄泻,腹胀,腰胯痛
带脉	侧卧,在第11肋骨游离端直下与脐相平处	月经不调,赤白带下,疝气,腰胯痛

足少阳胆经	位置	主治
五枢	仰卧，在腹侧髂前上棘之前0.5寸，约平脐下3寸处	阴挺，赤白带下，月经不调，疝气，少腹痛，便秘，腰胯痛
维道	五枢穴前下0.5寸	腰胯痛，少腹痛，阴挺，疝气，带下，月经不调，水肿
居髎	髂前上棘与股骨大转子之最高点连线的中点处	腰腿痹痛，瘫痪，足痿，疝气
环跳	侧卧屈股，在股骨大转子最高点与骶骨裂孔的连线上，外1/3与中1/3的交点处	腰胯疼痛，半身不遂，下肢痿痹，遍身风疹，挫闪腰痛，膝踝肿痛不能转侧
风市	大腿外侧，腘横纹上7寸，股外侧肌与股二头肌之间，当直立垂手时，中指止点处	中风半身不遂，下肢痿痹麻木，遍身瘙痒，脚气
中渎	大腿外侧，腘横纹上5寸，当股外侧肌与股二头肌之间	下肢痿痹麻木，半身不遂
膝阳关	阳陵泉直上，股骨外上髁的上方凹陷中	膝髌肿痛，腘筋挛急，小腿麻木
阳陵泉	腓骨小头前下方凹陷中	半身不遂，下肢痿痹麻木，膝肿痛，脚气，胁肋痛，口苦，呕吐，黄疸，小儿惊风，破伤风
阳交	外踝尖上7寸，腓骨后缘	胸胁胀满疼痛，面肿，惊狂，癫疾，瘛疭，膝股痛，下肢痿痹
外丘	外踝尖上7寸，与阳交相平，于腓骨前缘	颈项强痛，胸胁痛，狂犬伤毒不出，下肢痿痹，癫疾，小儿龟胸
光明	外踝尖直上5寸，当胫骨前缘，趾长伸肌和腓骨短肌之间	目痛，夜盲，乳胀痛，膝痛，下肢痿痹，颊肿
阳辅	外踝尖上4寸，微向前，当腓骨前缘	偏头痛，目外眦痛，缺盆中痛，腋下肿，瘰疬，胸胁下肢外侧痛，疟疾，半身不遂
悬钟	外踝尖上3寸，当腓骨后缘与腓骨长短肌腱之间凹陷处	半身不遂，颈项强痛，胸腹胀满，胁肋疼痛，膝腿痛，脚气，腋下肿
丘墟	外踝前下缘，当趾长伸肌腱的外侧凹陷中	颈项痛，腋下肿，胸胁痛，下肢痿痹，外踝肿痛，疟疾，疝气，目赤肿痛，目生翳膜，中风偏瘫
足临泣	第4、5跖骨结合部的前方凹陷中，当小趾介肌腱的外侧	头痛，目外眦痛，目眩，乳痈，瘰疬，胁肋痛，疟疾，中风偏瘫，痹痛不仁，足跗肿痛
地五会	第4、5跖骨间，当小趾伸肌腱的内侧缘	头痛，目赤痛，耳鸣，耳聋，胸满，胁痛，腋肿，乳痈，月行肿，跗肿
侠溪	第4、5趾缝间，当趾蹼缘的上方纹头处	头痛，眩晕，惊悸，耳鸣，耳聋，目外眦赤痛，颊肿，胸胁痛，膝股痛，月行酸，足跗肿痛，疟疾
足窍阴	第4趾外侧，距甲角0.1寸许	偏头痛，目眩，目赤肿痛，耳聋，耳鸣，喉痹，胸胁痛，足跗肿痛，多梦，热病

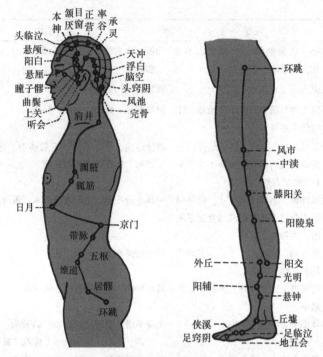

图 22　足少阳胆经

12）足厥阴肝经（表 16 和图 23）

表 16　足厥阴肝经主要腧穴

足厥阴肝经	位置	主治
大敦	足蹈指外侧去甲角 0.1 寸	疝气，缩阴，阴中痛，月经不调，血崩，尿血，癃闭，遗尿，淋疾，癫狂，痫证，少腹痛
行间	足第 1、2 趾纹头处	月经过多，闭经，痛经，白带，阴中痛，遗尿，淋疾，疝气，胸胁满痛，呃逆，咳嗽
太冲	足第 1、2 跖骨结合部前凹陷中	头痛，眩晕，疝气，月经不调，癃闭，遗尿，小儿惊风，癫狂，痫证，胁痛，腹胀，黄疸，呕逆，咽喉嗌干，目赤肿痛，膝股内侧痛，足跗肿，下肢痿痹
中封	内踝前方在商丘与解溪两穴之间	疝气，阴茎痛，遗精，小便不利，黄疸，胸腹胀满，腰痛，足冷，内踝肿痛
蠡沟	内踝尖上 5 寸胫骨内侧面中央	月经不调，赤白带下，阴挺，阴痒，疝气，小便不利，睾丸肿痛，小腹满，腰背拘急不可仰俯，胫部酸痛
中都	内踝尖上 7 寸胫骨内侧面中央	胁痛，腹胀，泄泻，疝气，小腹痛，崩漏，恶露不尽
膝关	胫骨内髁后下方阴陵泉后 1 寸	膝膑肿痛，寒湿走注，历节风痛，下肢痿痹

足厥阴肝经	位置	主治
曲泉	膝关节内侧横纹头上方半腱半膜肌止端之前上方	月经不调,痛经,白带,阴挺,阴痒,产后腹痛,遗精,阳痿,疝气,小便不利,头痛,目眩,癫狂,膝膑肿痛,下肢痿痹
阴包	股骨内上髁上4寸股内肌与缝匠肌之间	月经不调,遗尿,小便不利,腰骶痛引小腹
足五里	气冲穴直下3寸,内收长肌之外侧处	少腹胀痛,小便不利,阴挺,睾丸肿痛,嗜卧,四肢倦怠,颈疬
阴廉	气冲穴直下2寸,内收长肌之外侧处	月经不调,赤白带下,少腹疼痛,股内侧痛,下肢挛急
急脉	耻骨联合下缘中点旁开2.5寸股静脉之内侧	疝气,阴挺,阴茎痛,少腹痛,股内侧痛
章门	第11浮肋游离端之下	腹痛,腹胀,肠鸣,泄泻,呕吐,神疲肢倦,身瞤动,胸胁痛,黄疸,痞块,小儿疳积,腰脊痛
期门	锁骨中线第6肋间	胸胁胀满疼痛,呕吐,呃逆,吞酸,腹胀,泄泻,饥不欲食,胸中热,咳喘,奔豚,疟疾,伤寒热入血室

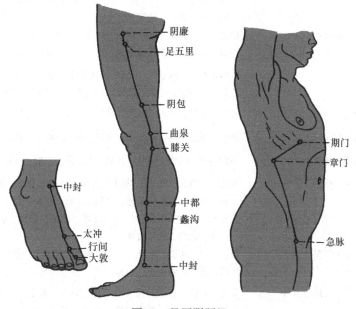

图 23　足厥阴肝经

13) 任脉（表 17 和图 24）

表 17 任脉主要腧穴

任脉	位置	主治
会阴	肛门与阴囊（或大阴唇后联合）连线中点	溺水窒息，昏迷，癫狂，惊痫，小便难，遗尿，阴痛，阴痒，阴部汗湿，脱肛，阴挺，疝气，痔疾，遗精，月经不调
曲骨	前正中线耻骨联合上缘凹陷中	少腹胀满，小便淋沥，遗尿，疝气，遗精，阳痿，阴囊湿痒，月经不调，赤白带下，痛经
中极	前正中线脐下 4 寸	小便不利，遗尿不禁，阳痿，早泄，遗精，白浊，疝气偏坠，积聚疼痛，月经不调，阴痛，阴痒，带下，崩漏，阴挺，产后恶露不止，胞衣不下，水肿
关元	前正中线脐下 3 寸	中风脱症，虚劳冷惫，羸瘦无力，少腹疼痛，霍乱吐泻，痢疾，脱肛，疝气，便血，溺血，小便不利，尿频，尿闭，遗精，白浊，阳痿，早泄，月经不调，经闭，经痛，赤白带下，阴挺，崩漏，阴门瘙痒，恶露不止，胞衣不下，消渴，眩晕
石门	前正中线脐下 2 寸	腹胀，泄利，绕脐疼痛，奔豚疝气，水肿，小便不利，遗精，阳痿，经闭，带下，崩漏，产后恶露不止
气海	前正中线脐下 1.5 寸	绕脐腹痛，水肿鼓胀，脘腹胀满，水谷不化，大便不通，泄痢不禁，癃淋，遗尿，遗精，阳痿，疝气，月经不调，痛经，经闭，崩漏，带下，阴挺，产后恶露不止，胞衣不下，脏气虚惫，形体羸瘦，四肢乏力
阴交	前正中线脐下 1 寸	绕脐冷痛，腹满水肿，泄泻，疝气，阴痒，小便不利，奔豚，血崩，带下，产后恶露不止，小儿陷囟，腰膝拘挛
神阙	脐中	中风虚脱，四肢厥冷，尸厥，风痫，形惫体乏，绕脐腹痛，水肿鼓胀，脱肛，泄利，便秘，小便不禁，五淋，妇女不孕
水分	前正中线脐上 1 寸	腹痛，腹胀，肠鸣，泄泻，反胃，水肿，小儿陷囟，腰背强急
下脘	前正中线脐上 2 寸	脘痛，腹胀，呕吐，呃逆，食谷不化，肠鸣，泄泻，痞块，虚肿
建里	前正中线脐上 3 寸	胃脘疼痛，腹胀，呕吐，食欲不振，肠中切痛，水肿
中脘	前正中线脐上 4 寸	胃脘痛，腹胀，呕吐，呃逆，反胃，吞酸，纳呆，食不化，疳积，膨胀，黄疸，肠鸣，泄利，便秘，便血，胁下坚痛，虚劳吐血，哮喘，头痛，失眠，惊悸，怔忡，脏躁，癫狂，痫证，尸厥，惊风，产后血晕
上脘	前正中线脐上 5 寸	胃脘疼痛，腹胀，呕吐，呃逆，纳呆，食不化，黄疸，泄利，虚劳吐血，咳嗽痰多，癫痫
巨阙	前正中线脐上 6 寸	胸痛，心痛，心烦，惊悸，尸厥，癫狂，痫证，健忘，胸满气短，咳逆上气，腹胀暴痛，呕吐，呃逆，噎膈，吞酸，黄疸，泄利

任脉	位置	主治
鸠尾	前正中线脐上 7 寸	心痛，心悸，心烦，癫痫，惊狂，胸中满痛，咳嗽气喘，呕吐，呃逆，反胃，胃痛
中庭	前正中线胸骨体下缘	胸腹胀满，噎膈，呕吐，心痛，梅核气
膻中	前正中线两乳头连线中点	咳嗽，气喘，咯唾脓血，胸痹心痛，心悸，心烦，产妇少乳，噎膈，臌胀
玉堂	前正中线平第 3 肋间	膺胸疼痛，咳嗽，气短，喘息，喉痹咽肿，呕吐寒痰，两乳肿痛
紫宫	前正中线平第 2 肋间	咳嗽，气喘，胸胁支满，胸痛，喉痹，吐血，呕吐，饮食不下
华盖	前正中线平第 1 肋间	咳嗽，气喘，胸胁痛，胁肋痛，喉痹，咽肿
璇玑	前正中线，胸骨柄中点	咳嗽，气喘，胸满痛，喉痹咽肿，胃中有积
天突	胸骨上窝正中	咳嗽，哮喘，胸中气逆，咯唾脓血，咽喉肿痛，舌下急，暴喑，瘿气，噎膈，梅核气
廉泉	喉结上方舌骨下缘凹陷	舌下肿痛，舌根急缩，舌纵涎出，舌强，中风失语，舌干口燥，口舌生疮，暴喑，喉痹，聲哑，咳嗽，哮喘，消渴，食不下
承浆	颏唇沟正中凹陷中	口眼歪斜，唇紧，面肿，齿痛，齿衄，龈肿，流涎，口舌生疮，暴喑不言，消渴嗜饮，小便不禁，癫痫

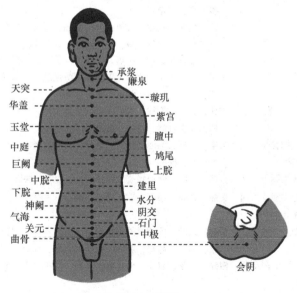

图 24　任脉

14）督脉（表18和图25）

表18　督脉主要腧穴

督脉	位置	主治
长强	尾骨尖端与肛门连线之中点	泄泻，痢疾，便秘，便血，痔疾，癫狂，痫证，瘛疭，脊强反折，癃淋，阴部湿痒，腰脊尾骶部疼痛
腰俞	骶管裂孔中央	腰脊强痛，腹泻，便秘，痔疾，脱肛，便血，癫痫，淋浊，月经不调，下肢痿痹
腰阳关	$L_4 \sim L_5$	腰骶疼痛，下肢痿痹，月经不调，赤白带下，遗精，阳痿，便血
命门	$L_2 \sim L_3$	虚损腰痛，脊强反折，遗尿，尿频，泄泻，遗精，白浊，阳痿，早泄，赤白带下，胎屡坠，五劳七伤，头晕耳鸣，癫痫，惊恐，手足逆冷
悬枢	$L_1 \sim L_2$	腰脊强痛，腹胀，腹痛，完谷不化，泄泻，痢疾
脊中	$T_{11} \sim T_{12}$	腰脊强痛，黄疸，腹泻，痢疾，小儿疳积，痔疾，脱肛，便血，癫痫
中枢	$T_{10} \sim T_{11}$	黄疸，呕吐，腹满，胃痛，食欲不振，腰背痛
筋缩	$T_9 \sim T_{10}$	癫狂，惊痫，抽搐，脊强，背痛，胃痛，黄疸，四肢不收，筋挛拘急
至阳	$T_7 \sim T_8$	胸胁胀痛，腹痛黄疸，咳嗽气喘，腰背疼痛，脊强，身热
灵台	$T_6 \sim T_7$	咳嗽，气喘，项强，背痛，身热，疔疮
神道	$T_5 \sim T_6$	心痛，惊悸，怔忡，失眠健忘，中风不语，癫痫，瘛疭，腰脊强，肩背痛，咳嗽，气喘
身柱	$T_3 \sim T_4$	身热头痛，咳嗽，气喘，惊厥，癫狂痫证，腰脊强痛，疔疮发背
陶道	$T_1 \sim T_2$	头痛项强，恶寒发热，咳嗽，气喘，骨蒸潮热，胸痛，脊背酸痛，疟疾，癫狂，角弓反张
大椎	$C_7 \sim T_1$	热病，疟疾，咳嗽，喘逆，骨蒸潮热，项强，肩背痛，腰脊强，角弓反张，小儿惊风，癫、狂、痫证，五劳虚损，七伤乏力，中暑，霍乱，呕吐，黄疸，风疹
哑门	后正中线入发际上0.5寸	舌缓不语，音哑，头重，头痛，颈项强急，脊强反折，中风尸厥，癫狂，痫证，癔症，衄血，重舌，呕吐
风府	后正中线入发际上1寸	癫狂，痫证，癔症，中风不语，悲恐惊悸，半身不遂，眩晕，颈项强痛，咽喉肿痛，目痛，鼻衄
脑户	后正中线枕骨粗隆上缘凹陷处	头重，头痛，面赤，目黄，眩晕，面痛，音哑，项强，癫狂痫证，舌本出血，瘿瘤
强间	后正中线发际上4寸	头痛，目眩，颈项强痛，癫狂痫证，烦心，失眠，口歪
后顶	前后发际连线中点向后0.5寸	头痛，眩晕，项强，癫狂痫证，烦心，失眠
百会	后发际向上7寸	头痛，眩晕，惊悸，健忘，尸厥，中风不语，癫狂，痫证，癔症，瘛疭，耳鸣，鼻塞，脱肛，痔疾，阴挺，泄泻
前顶	头部中线入前发际3.5寸	癫痫，头晕，目眩，头顶痛，鼻渊，目赤肿痛，小儿惊风
囟会	头部中线入前发际2寸	头痛，目眩，面赤暴肿，鼻渊，鼻衄，鼻痔，鼻痛，癫痫，嗜睡，小儿惊风

督脉	位置	主治
上星	头部中线入前发际1寸	头痛, 眩晕, 目赤肿痛, 迎风流泪, 面赤肿, 鼻渊, 鼻衄, 鼻痔, 鼻痛, 癫狂, 痫证, 小儿惊风, 疟疾, 热病
神庭	头部中线入前发际0.5寸	头痛, 眩晕, 目赤肿痛, 泪出, 目翳, 雀目, 鼻渊, 鼻衄, 癫狂, 痫证, 角弓反张
素髎	鼻尖	鼻塞, 鼻衄, 鼻流清涕, 鼻中息肉, 鼻渊, 酒渣鼻, 惊厥, 昏迷, 新生儿窒息
水沟	人中沟上中1/3交点处	昏迷, 晕厥, 暑病, 癫狂, 痫证, 急慢惊风, 鼻塞, 鼻衄, 风水面肿, 歪僻, 齿痛, 牙关紧闭, 黄疸, 消渴, 霍乱, 瘟疫, 脊膂强痛, 挫闪腰疼
兑端	人中沟下端与红唇相交处	昏迷, 晕厥, 癫狂, 癔症, 口歪唇动, 消渴嗜饮, 口疮臭秽, 齿痛, 口噤, 鼻塞
龈交	上唇系带与齿龈相交处	齿龈肿痛, 口歪口噤, 口臭, 齿衄, 鼻渊, 面赤颊肿, 唇吻强急, 面部疮癣, 两腮生疮, 癫狂, 项强

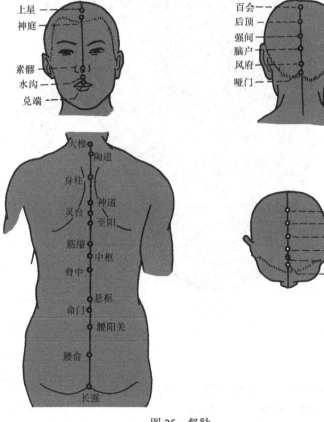

图25 督脉

4.3 常用耳穴与主治（图26）

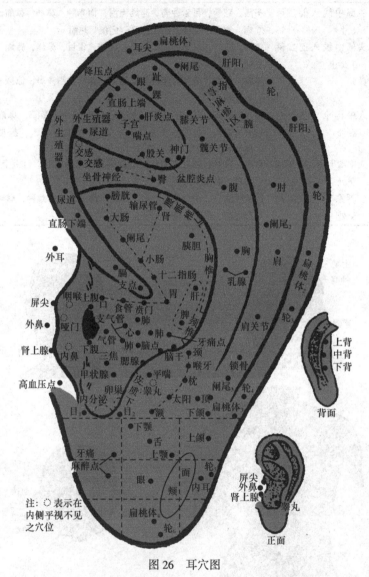

图26 耳穴图

4.3.1 神门

位置 在对耳轮上、下脚分叉处，三角窝的外1/3处。

功用 镇静安神，消炎止痛，清热。

主治 失眠多梦、疼痛、戒断综合征、腹泻、咳嗽、支气管哮喘、癫痫、高血压病、皮肤瘙痒症。

附记 本穴位于三角窝部。有调节大脑皮质兴奋与抑制的功能。

4.3.2 交感

位置 在对耳轮下脚末端与耳轮内侧交界处。

功用 解痉镇痛,滋阴潜阳。

主治 内脏疼痛、心悸、自汗、盗汗、自主神经功能紊乱、胃肠痉挛、输尿管结石绞痛、胆绞痛、脉管炎的疼痛、胃脘不适、嗳气、吞酸、冠状动脉痉挛等。

附记 本穴位于对耳轮下脚,有松弛内脏平滑肌和舒张血管的作用,并能解除有机磷中毒、与西药合用、解毒作用更大。可用于消化系统、循环系统、泌尿系统和眼科等疾病,对阻塞性脉管炎、冠状动脉痉挛等亦有效。

4.3.3 盆腔炎点(又名盆腔)

位置 在三角窝下缘股关节与神门之间,对耳轮上下脚分叉处稍下。

功用 消炎止痛,调经和血。

主治 慢性盆腔炎、附件炎、月经不调、下腹疼痛、腹胀、腰痛、白带过多等。

4.3.4 子宫

位置 在三角窝耳轮内侧缘中点处。

功用 扶阳益精,调经和血。

主治 痛经、月经不调、白带过多、功能性子宫出血、遗精、早泄、阳痿、前列腺炎、前列腺增生、睾丸炎、附睾炎等。

4.3.5 膈(又名耳中)

位置 即耳轮脚。一或从耳屏内缘延长线开始至耳轮脚消失的耳轮部分。

功用 降逆和胃,祛风利膈,止血。

主治 呃逆、黄疸、鼻衄、遗尿、咯血、神经官能症、妇科出血、皮肤病和消化道病症等。

附记 本穴为耳后之主穴。可缓解主要内脏器官的疼痛和痉挛,并有止血作用。

4.3.6 胃

位置 在耳轮角消失处。

功用 健脾和胃，补中安神。

主治 胃脱垂、恶心呕吐、纳差、消化不良、胃炎、胃溃疡、神经衰弱、精神分裂症、胃痉挛、失眠、牙痛、癫痫等。

附记 本穴位于耳轮脚周围。对消化系统，神经系统疾病有效，亦可用于精神分裂症。

4.3.7 直肠下段（又名直肠）

位置 在耳轮起点，近耳屏上切迹处。

功用 固肾止遗，利尿通淋。

主治 遗尿、小便赤涩疼痛、尿频急、小便不利、便秘、脱肛、痢疾、痔疮、泌尿系感染、尿潴留、肛裂、腹泻、里急后重等。

附记 本穴可使肛门括约肌松弛。

4.3.8 外生殖器

位置 在对耳轮下脚前方相平的耳轮处。

功用 清热利湿，补肾固精。

主治 阴囊湿疹、阳痿、遗精、阴部瘙痒、腰痛、阴道炎、外阴炎、会阴部皮肤病、性功能减退、急性睾丸炎、附睾炎、腰腿痛等。

4.3.9 尿道

位置 与对耳轮下脚缘相平的耳轮处。

功用 固肾止遗，利尿通淋。

主治 遗尿、尿频、尿急、尿痛、尿潴留、尿道炎、癃闭、夜尿频、泌尿系统感染等。

4.3.10 胰（又名胰胆）

位置 在左耳的耳甲艇部，肝穴与肾穴之间。

功用 利胆健胃，疏肝祛风。

主治 飧泄、胁肋或后背正中部痛、胰腺炎、糖尿病、消化不良、胆囊炎、胆石症、胆道蛔虫症、带状疱疹、中耳炎、耳鸣、听力减退、偏头痛、食欲不振等。

附记 本穴在左侧耳甲艇部。临床多用于治疗胰腺炎及糖尿病等，能使胃液分泌增多。

4.3.11 肝

位置 在耳中艇的外下方。即胃、十二指肠的后方。

功用 清肝明目，舒筋活血。

主治 胁肋胀痛、巅顶痛，眩晕，目疾，肝炎、血液病、风湿病、缺铁性贫血、脉管炎、无脉症、胆囊炎、胆石症、高血压、经前期紧张症、月经不调、围绝经期综合征、假性近视、单纯性青光眼、情绪抑郁、扭挫伤等。

4.3.12 脾

位置 位于耳甲腔的外上方，即左耳，胃穴后下方。

功用 健脾化食，化生营血，营养肌肉。

主治 腹胀、慢性腹泻、便秘、消化不良、口腔炎、功能性子宫出血、白带过多、内耳眩晕症、食欲不振、营养不良、崩漏等。

附记 临床对消化系统疾病和肌萎缩恢复期有效，脱肛、痔核亦能治之，用于血液病则有止血作用。

4.3.13 心

位置 位于耳甲腔中心凹陷处。

功用 宁心安神，调和营血，止痛止痒。

主治 失眠、多梦、心悸、盗汗、口舌生疮、咽喉肿痛、胸闷气短、脉痹、心绞痛、舌炎、咽喉炎、心动过速、心律不齐，无脉症，神经衰弱，精神分裂症等。

附记 本穴位于耳甲腔、具有强心、抗休克、升压、降压等作用。用于多梦、失眠及心血管系统疾病有效。

4.3.14 三焦

位置 位于耳甲腔底部屏间切迹上方，肺穴与内分泌穴之间。

功用 通利水道，清热止痛，疏通三焦。

主治，水肿、腹胀、小便不利、便秘、消化不良、手臂外侧疼痛、单纯性肥胖症等。

附记 临床用于五脏六腑疾病及肠系膜、腹膜等疾病，亦有利尿消肿的作用，用于泌尿系统的疾病。此外有增加血小板的作用。

4.3.15　肺

位置　位于心穴的周围。

功用　运行气血，通利小便，补虚清热，利皮毛。

主治　咳喘、声嘶、感冒、鼻病、皮肤病、脱发、胸闷、痤疮、皮肤瘙痒症、便秘、单纯性肥胖症等。

附记　本穴对呼吸系统疾病、皮肤病、脱发有效，对多种鼻炎亦有效。又为针麻常用穴。

4.3.16　内分泌（又名屏间）

位置　位于耳甲腔底部屏间切迹内。

功用　疏肝理气，通经活血，祛风邪，补下元。

主治　皮肤病、阳痿、月经不调、瘿瘤、消渴（糖尿病）、围绝经期综合征、痛经、内分泌功能紊乱、间日疟等。

附记　本穴位于耳甲腔屏间切迹。能调节内分泌功能紊乱，还有抗过敏、抗风湿、抗感染的作用。常用于妇产科和消化系统疾病，亦可用于皮肤病。

4.3.17　卵巢

位置　位于对耳屏内壁靠内分泌穴处。

功用　调经和血，消炎健脾。

主治　月经不调、白带过多、功能性子宫出血、子宫内膜炎等。

4.3.18　皮质下（又名脑）

位置　位于对耳屏内壁。

功用　补髓益脑，止痛安神。

主治　失眠、多梦、肾虚耳鸣、间日疟、假性近视、神经衰弱、脉管炎、无脉症、内脏下垂及智力发育不全等。

附记　本穴有调节大脑皮质兴奋与抑制作用，用于止痛、消炎、镇静等，对脉管炎及无脉症有增强脉搏的作用，对胃下垂、子宫脱垂亦有效。又为针麻常用穴。

4.3.19　腹

位置　位于对耳轮下脚下缘水平处。

功用　调经止血，清热利湿。

主治 月经不调、崩漏、痛经、腰痛、白带过多、泄泻、便秘、功能性子宫出血、慢性盆腔炎、腹痛、腹胀、急性腰扭伤等。

4.3.20 颈

位置 位于对耳轮与耳屏交界处。
功用 舒筋活络。
主治 落枕、颈部疾患、斜颈等。

4.3.21 枕

位置 位于对耳屏外侧面的后上方。
功用 镇静止痛，安神息风。
主治 头痛、头昏、失眠、哮喘、神经衰弱、癫痫、抽搐、晕厥、休克及神经系统疾病和皮肤病。
附记 本穴位于耳屏部，临床用于神经科、呼吸系统疾病、眼科及皮肤科疾病，有消炎、抗休克作用。对晕船、晕车很有效。

4.3.22 脑点

位置 位于对耳屏尖与轮屏切迹间的中点，即对耳屏侧 1/3 顶点处。
功用 益脑安神。
主治 智力发育不全、不寐、遗尿、崩漏、尿崩症、矮小症、功能性子宫出血、月经不调、内耳眩晕症、侏儒症、脉管炎、咳嗽等。
附记 本穴位于耳屏部。对神经科病、内分泌病、妇产科病、尿崩症、矮小症等有效。

4.3.23 腮腺

位置 位于对耳屏中点上缘。
功用 清热解毒，祛风止痒，利肺定喘。
主治 腮腺炎、皮肤瘙痒症、哮喘、气管炎、附睾炎、睾丸炎、高血压等。

4.3.24 平喘

位置 位于对耳屏中点外侧边缘。
功用 利肺定喘，祛风止痒。
主治 咳嗽、哮喘、气管炎、支气管哮喘、皮肤瘙痒症、呼吸困难、气急、胸闷等。

附记 本穴有兴奋与抑制呼吸中枢的功能，有镇咳、止喘、止痒作用。

4.3.25 咽喉

位置 位于耳屏内侧面的上 1/2 处，即耳屏内侧面与外耳道口上方相对处。

功用 清咽利喉。

主治 咽痒痛、声音嘶哑、梅核气、急慢性咽喉炎、咽炎、扁桃体炎、腭垂水肿、失音、支气管炎、支气管哮喘等。

4.3.26 肾

位置 在耳轮上，下脚分叉处下方。

功用 补肾聪耳，强骨填髓。

主治 腰痛、耳鸣、头晕、失眠、多梦、遗精、阳痿、肾炎、性功能减退、肾盂肾炎、膀胱炎、神经衰弱、遗尿、月经不调等。

附记 本穴有强壮作用，可用于治疗各种慢性虚弱性疾病，且有效。亦能治便秘。

4.3.27 肾上腺

位置 位于耳屏外侧面下方 1/2 隆起的尖端处（如耳屏只有一个隆起则在其下缘）。

功用 清热止痛，祛风解痉，升压。

主治 发热、出血、小儿惊风、晕厥、咳嗽、气喘、高血压、脉管炎、低血压、休克、无脉症、风湿性关节炎、腮腺炎、下颌淋巴结炎、间日疟等。

附记 本穴位于耳屏部。本穴具有调节肾上腺和肾上腺皮质激素的功能。升压作用显著，常用于治疗低血压，并有止血、退热、消炎、抗过敏、抗风湿、抗感染、抗休克、兴奋呼吸中枢和抗休克等作用。并有舒张或收缩血管作用。对各种不明原因的高热和低热有退热作用，各种皮肤病亦可应用。

4.3.28 耳尖

位置 将耳郭向耳屏对折时，耳轮上方的尖端处。即耳轮上面的顶端处。

功用 清热息风，解痉镇痛，平肝明目。

主治 发热、诸痛症、高血压、外伤炎症、慢性肝炎、急性结膜炎、睑腺炎、神经衰弱、顽固性失眠等。

4.3.29 肝阳（又名结节，肝阳 1、肝阳 2）

位置 肝阳 1 位于耳轮结节上方；肝阳 2 位于耳轮结节下方。

功用 疏肝解郁，平肝潜阳。

主治 肝气郁结、肝阳上亢、胁肋痛、纳差、慢性肝炎、头晕、头痛、高血压、脑血管痉挛或脑外伤引起的半身麻木等。

附记 本穴对慢性肝炎有降低氨基转移酶的作用。

4.3.30 肩

位置 位于同屏上切迹水平的耳舟部。

功用 舒筋活络。

主治 肩痛、落枕、肩扭伤、肩周炎、胆石症等。

附记 本穴用于相应部位疼痛及功能障碍有效。

4.3.31 肩关节

位置 位于耳舟部，同屏上切迹水平处与轮屏切迹水平处的中点，即肩穴与锁骨穴之间。

功用 舒筋活络。

主治 肩痛、落枕、肩扭伤、肩周炎等。

附记 本穴用于相应部位及功能障碍有效。

4.3.32 面颊

位置 在耳垂部眼穴的后上方，即三、五、六、八区的菱形区。

功用 疏通经络。

主治 面瘫、痤疮、面痛、面神经痉挛或麻痹、三叉神经痛、腮腺炎、疖肿等。

4.3.33 内耳

位置 位于耳垂六区中央。

功用 除眩聪耳。

主治 耳鸣、耳聋、晕车、晕船、头晕、目眩、内耳眩晕症、听力减退、中耳炎、外耳道疖等。

4.3.34 扁桃体

位置 在耳垂八区中央。

功用 清利咽喉。

主治 咽喉肿痛、扁桃体炎、咽喉炎等。

4.3.35 胸

位置 位于轮屏切迹至对耳轮上下脚分叉处之中 1/3 处（即胸椎穴）内侧近耳腔缘。

功用 宽胸止痛。

主治 胸闷、胸痛、胁胀痛、带状疱疹、乳腺炎、乳汁少、肋间神经痛等。

4.3.36 大肠

位置 在耳轮脚及部分耳轮与 AB 线之间的前 1/3 处。

功用 清下焦，利肺气。

主治 腹泻、便秘、咳嗽、痤疮、痢疾、肠炎、阑尾炎、消化不良、便秘、大便失禁等。

4.3.37 小肠

位置 在耳轮脚及部分耳轮与 AB 线之间的中 1/3 处。

功用 补脾和中，养心生血。

主治 消化不良、腹痛、心悸、心律不齐、腹泻、腹胀、肠结核等。

附记 本穴对乳汁少、咽痛、颈肿也有效。

4.3.38 膀胱

位置 在对耳轮下脚下方中部。

功用 利下焦，补下元，疏经通络。

主治 腰痛、坐骨神经痛、膀胱炎、遗尿、尿潴留、枕痛、肾盂肾炎、偏头痛、腰背痛、神经衰弱、失眠、肾小球肾炎、前列腺炎、尿急、尿频、尿失禁等。

4.3.39 食管

位置 在耳轮脚下方内 2/3 处。

功用 利膈和胃。

主治 恶心、呕吐、吞咽困难、胸痛、食管炎、食管痉挛、癔球症、胸闷等。

4.3.40 幽门

位置 位于耳脚下外 1/3 处。

功用 利膈降逆。

主治 恶心、呕吐、幽门痉挛、神经性呕吐、胃痛、食欲不振等。

5 穴位注射技术的技术规范

5.1 操作方法

患者取正坐位,每次取 2~4 穴,皮肤常规消毒,取 5ml 注射器抽取注射液 2ml 左右,在穴位上斜刺 10~15mm,缓慢提插至有针感,抽吸针筒无回血后,注入药液(每穴注入药液 0.2~0.4ml),隔日一次,3 次为 1 个疗程。

5.2 注射角度与深度

根据穴位所在部位与病变组织的不同要求,决定针刺角度及注射的深浅。同一穴位可从不同的角度刺入。也可按病情需要决定注射深浅度。如三叉神经痛于面部有触痛点,可在皮内注射成一皮丘;腰肌劳损多在深部,注射时宜适当深刺等。

5.3 药物剂量及浓度

穴位注射用药总量须少于常规注射用量,具体用量应按病情、年龄、注射的部位及药物的性质和浓度等多方面情况而灵活掌握。一般头面部和耳穴等处用药量较小,每个穴位一次注入药量为 0.1~0.5ml。四肢及腰背部肌肉丰厚处用药量较大,每个穴位一次注入药量为 2~15ml。刺激性较小的药物,如葡萄糖液、生理盐水等用量较大,软组织劳损时,可局部注射葡萄糖液 10~20ml。而刺激性较大的药物如乙醇,以及特异性药物如阿托品、抗生素一般用量较小,即所谓小剂量穴位注射,每次用量多为常规剂量的 1/10~1/3。中药注射液的常用量为 1~2ml。由于穴位注射的部位不同于常规注射部位,所用药液的浓度须小于常规注射浓度,用前一般以生理盐水或注射用水稀释。

5.4 疗程

每日或隔日注射一次,反应强烈者亦可隔 2~3 日一次,穴位可左右交替使用。10 次为 1 个疗程,休息 5~7 天再进行下一个疗程的治疗。

6 穴位注射技术的操作规程

　　根据所选穴位及用药量的不同选择合适的注射器和针头。将选好穴位的部位充分裸露，找准穴位，避开血管、瘢痕，局部皮肤常规消毒后，用无痛快速进针法将针刺入皮下组织，然后缓慢推进或上下提插，探得酸胀等得气感后，回抽一下，如无回血，即可将药物推入。一般疾病用中等速度推入药液。慢性病体弱者用轻刺激，将药液缓慢轻轻推入。急性病体强者可用强刺激，快速将药液推入。如需要注入较多药液时，可将注射针由深部逐渐提出到浅层，边退边推药，或将注射针更换几个方向注射药液。注射完退针后，如发现针孔溢液或出血，可用消毒干棉球压迫。一般注射后让患者稍事休息，以便观察反应。

7 穴位注射技术的适应证和禁忌证

7.1 穴位注射技术的适应证

穴位注射疗法的应用范围较广，凡是针灸的适应证大部分都可用本法治疗。

1）运动系统疾病：痹证（肩周炎、风湿性关节炎），腰腿痛（腰肌劳损、骨质增生、椎间盘突出），扭伤等。

2）神经系统疾病：头痛，不寐，口眼歪斜，痿证，三叉神经痛，坐骨神经痛，肋间神经痛，癫、狂、痫证等。

3）消化系统疾病：胃痛（胃下垂、溃疡病、胃肠神经官能症），腹泻，痢疾等。

4）呼吸系统疾病：咳嗽（急慢性支气管炎、上呼吸道感染），哮喘，肺痨等。

5）心血管病：心悸（心动过速），心痛（冠心病、心绞痛），高血压等。

6）外科、皮肤科疾病：乳痈，肠痈，腹痛（溃疡病穿孔、肠梗阻、胆石证、胆道感染），淋证（尿路结石），风疹，痤疮，银屑病等。

7）五官科疾病：咽喉肿痛、目赤肿痛、中耳炎、鼻炎等。

8）妇产科、小儿科疾病：阴挺（子宫脱垂）、催产；小儿肺炎、小儿腹泻等。

9）用于外科手术的麻醉：穴位注射施行针麻的在五官科中用的最多，用穴有体穴、耳穴，用药有生理盐水、维生素 B_1 注射液等。

7.2 穴位注射技术的禁忌证

穴位注射疗法一般是很安全的，并无绝对禁忌证，如所取穴位处有炎症、湿疹、疖肿或化脓等情况时，可另选具有同样治疗作用的穴位注射。但为安全起见，遇到下列情况应慎用或不予使用。

1）月龄较小而体质又弱的婴儿。

2）体质过分衰弱或有晕针史者。

3）孕妇下腹部及腰骶部不宜用此法。

4）穴位局部感染或有较严重皮肤病者局部穴位不用。

5）诊断尚不明确的意识障碍患者。

6）对某种药物过敏者，禁用该药。

8 穴位注射技术的优势和注意事项

8.1 穴位注射技术的优势

1）既有针刺对穴位的机械性刺激，又有药物等化学性刺激，二者发生协同作用，更有利于调整机体的功能以达到治疗的目的。

2）穴位注射操作方法虽较一般注射稍微复杂，但与针刺术的手法比较，则易于掌握。

3）水针疗法用极小剂量的药物即可取得和大剂量肌内注射同样的效果，所以不仅能提高疗效，而且可以减少用药量。由于用药量的减少，相应的某些药物的毒性反应也降低，如哌替啶常规注射，一般有的患者即可发生头晕、恶心，而小剂量1ml左右穴位注射，疗效不低，不良反应甚轻微。

4）一般患者穴位注射以后即可随意活动，较之针刺留针法缩短了治疗时间。

5）注入的液体用量多时刺激范围大，且吸收需要一定时间，可于穴位内维持较长时间的刺激，延长治疗时效。

8.2 穴位注射技术的注意事项

1）严格遵守无菌操作规则，防止感染。最好每注射一个穴位换一个针头。

2）使用穴位注射时，应该向患者说明本疗法的特点和注射后的正常反应。如注射局部出现酸胀感、4~8小时内局部有轻度不适，或不适感持续较长时间，但是一般不超过1天。

3）要注意药物的有效期，并检查药液有无沉淀变质等情况，防止过敏反应的发生。

4）注意药物的性能、药理作用、剂量、配伍禁忌、不良反应和过敏反应。凡能引起过敏反应的药物（如青、链霉素，盐酸普鲁卡因等）必须先做皮试，皮试阳性者不可应用。不良反应较严重的药物，不宜采用。刺激作用较强的药物，应谨慎使用。

5）特殊穴位必须掌握其针刺的方法。如风池穴近延髓，故应严格掌握针刺角度和深度，针刺深度应控制在颈围的1/10内，向鼻尖方向刺0.5~0.8寸，以免伤及延髓；脊髓两侧腧穴注射时，针尖斜向脊髓为宜，避免直刺引起气胸。

6）一般药液不宜注入关节腔、脊髓腔和血管内。注射时如回抽有血，必须避开血管后再注射。如误入关节腔可引起关节红肿热痛等反应；如误入脊髓腔，会损害脊髓，引起偏瘫，切须注意。

7）在神经干旁注射时，必须避开神经干，或浅刺以不达神经干所在的深度。如神经干较浅，可超过神经干的深度，以避开神经干。如针尖触到神经干，患者有触电感，则需退针，改换角度，避开神经干后再注射，以免损伤神经，带来不良后果。

8）年老体弱及初次接受治疗者，最好取卧位，注射部位不宜过多，以免晕针。

9）孕妇的下腹、腰骶部和三阴交、合谷等孕妇禁针穴位，一般不宜做穴位注射，以免引起流产。

9 穴位注射技术的异常反应及处理

9.1 异常反应的种类

1）感染：多由于消毒不严或药液浓度较大，注于软组织较薄处，长时间不吸收所致。感染局部轻者发炎，重者化脓，甚至形成溃疡，愈合后留有瘢痕，有的发生深部脓肿，出现败血症，如关节腔内感染，可致关节强直。

2）神经损伤：多由于针头较粗，刺伤神经干或因药物作用致使神经麻痹。其中以上肢正中神经、桡神经及下肢腓神经损伤者较多，颜面神经损伤以及小儿坐骨神经损伤者偶有所见。

3）药物过敏：轻者局部或全身出现药疹，重者可出现过敏性休克。

4）血肿：多由于进针不当刺破血管或针尖尖端带钩损伤组织所致。一般注射局部出现肿胀疼痛，继则皮下瘀紫。

9.2 处理方法

一旦发生意外，应以积极的态度迅速进行有效的治疗，以防止继续发展、恶化。

1）对于感染者应做到早期发现、早期治疗，防止化脓，如已化脓应予以外科处理。

2）神经麻痹的治疗，常用维生素 B_1 注射液、维生素 B_{12} 注射液加兰他敏注射，中药内服或熏洗以及针灸、理疗、功能锻炼等。轻者经过治疗尚可恢复，重者经治疗后尚不好转者，则难以恢复。

3）发生过敏反应时，应立即停止注射，应用脱敏药物进行治疗。如遇过敏性休克者需要迅速抢救。

4）发生血肿时，若局部小块瘀血，一般不必处理，可自行消退。若出血过多，瘀肿较大，疼痛较剧者，先冷敷止血，再热敷促进瘀血消散吸收。

9.3   预防措施

1）必须按操作规程进行操作，熟悉各条注意事项。

2）树立良好的医德，操作细心认真。

3）严密消毒，必须有严格的无菌观念。

4）所用药物必须清楚，对于新的制剂，未经鉴定，不可随意用于人体。

5）进针后找感觉，不可猛刺、乱刺，如遇强烈触电感并沿神经走行放散，多为刺中较大神经干，需要将针头退出少许，再注入药液。

6）选穴进针时，应避开血管，进针后提插幅度不能过大。

下篇

穴位注射技术的临床应用

1 感冒

1.1 感冒的概述

1.1.1 感冒的概念

感冒分普通感冒和流行性感冒。普通感冒是由鼻病毒等引起的上呼吸道感染，以局部症状重、全身症状轻为其特点。流行性感冒是由流行性感冒病毒引起的一种急性呼吸道传染病，每因病毒变异，人群抵抗力低下而发生流行。起病急，有发热、头痛、关节疼痛等表现，全身症状较重。感冒四时皆有，尤以春冬季节多见。在易感季节，发病率较高。尤其是流行性感冒，更有强烈的传染性，常可引起流行。

上呼吸道感染中医称为"伤风"，流行性感冒称为"时行感冒"。

1.1.2 病因病理

(1) 西医病因病理

本病 70%~80% 由病毒感染引起，少数由细菌感染引起。病毒引起有一定的传染性。当受凉、淋雨、过度疲劳等因素使全身抵抗力或呼吸道局部防御功能降低时，原存在于人体上呼吸道或从外界侵入的病毒或细菌可迅速繁殖，引起上呼吸道黏膜充血、水肿、上皮细胞坏死、炎性细胞浸润等病理改变。

(2) 中医病因病机

中医认为，感冒乃人体正气不足，抗病功能减弱，外邪侵袭（以风邪为主），或疫毒之气从口鼻或皮毛而入，侵袭肌表、肺卫、经络出现一系列卫表失和、肺气失宣的表现，发为感冒。老年体虚，气血阴阳不足，抵抗力薄弱，易于感冒，且迁延不愈。

1.1.3 临床表现

本病全年均可发病，冬春季多见，常于气候变化时流行。

1) 普通感冒：俗称"伤风"以鼻咽部卡他症状为主。初有咽干、咽痒、鼻塞、喷嚏、流清水样鼻涕，2~3 天后鼻涕变稠，可有咽痛、声嘶、听力减退、流泪、轻度咳嗽等。一般无发热及全身症状，或仅有轻度畏寒、低热、不适和头痛。检查可见鼻黏膜充血水肿,咽部轻度充血。

2）病毒性咽炎和喉炎:主要症状为咽痛、声嘶、轻度干咳、发热、全身酸痛不适等。检查见咽、喉部充血、水肿,颌下淋巴结轻度肿大和触痛。

3）疱疹性咽峡炎:表现为咽痛、发热。检查可见咽部充血,软腭、腭垂、咽及腭扁桃体表面有灰白色疱疹及浅表溃疡,周围有红晕。

4）咽结膜热:临床上患者有发热、咽痛、畏光、流泪等表现,咽及结膜明显充血。常于夏季游泳中传播,儿童多见。

5）细菌性咽-扁桃体炎:起病急,明显咽痛、畏寒、发热,体温可升高到39℃以上。检查可见咽部明显充血,扁桃体肿大,充血发红,表面有黄白色点状分泌物,颌下淋巴结肿大、压痛。

6）实验室和其他检查:病毒感染者,血白细胞多正常或偏低,淋巴细胞比例增高,细菌感染者白细胞总数及中性粒细胞可增多。有条件时可做病毒学检查。

1.1.4 临床诊断

（1）西医诊断

1）普通感冒:常见于寒冷季节或气候突变时。初起咽干痒、喷嚏、鼻塞、流清水样鼻涕,全身症状轻,一般不发热或有低热、头痛及全身不适感。查体仅限于局部体征,如鼻黏膜充血、水肿及较多分泌物,咽部轻度充血。

2）流行性感冒:当地或邻近地区有流行性感冒流行。起病急,有高热、头痛、周身酸痛及乏力等中毒症状,伴有程度不同的上呼吸道症状,部分患者可有消化道症状。实验室检查示白细胞计数正常或减少,或中性粒细胞减少,淋巴细胞相对增加,嗜酸粒细胞消失。

（2）中医诊断

1）风寒感冒:鼻塞、声重、鼻痒、喷嚏、流涕清稀、喉痒咳嗽、痰多稀薄,甚者恶寒发热、头痛身痛、无汗、舌苔薄白、脉浮或浮紧。

2）风热感冒:发热、恶风、汗出,头胀或头痛、口干、微渴欲饮、咽喉干燥或疼痛,咳嗽,痰黄咳吐不利,胸部憋闷、鼻塞流浊涕,舌苔薄黄、脉多浮数。

3）体虚感冒:久病或老弱体虚,最易感冒,临床上除具有一般感冒症状,根据体虚的不同情况而又有所差异。气虚感冒者,多兼见语气低沉、气短、倦怠及脉浮乏力等;阳虚感冒者,多兼见面色㿠白、语言低微,四肢不温、舌淡而胖及脉沉细等;阴虚感冒者,多见盗汗、口干咽燥、手足心热、干咳少痰,舌质红及脉细数等;血虚感冒者,多兼见面色不华、头昏、心悸、苔白及脉细等。

1.2 穴位注射技术在感冒中的临床应用

1.2.1 技术一

取穴 风池、肺俞。鼻塞甚者加迎香穴,喉痒作咳加天突穴。

用药 维丁胶性钙注射液。

药物（器具）制备 一次性注射器（5ml）1 支。

操作规程 一次性 5ml 注射器,抽取上述药液各 2ml 摇匀。穴位局部皮肤用碘伏或乙醇常规严格消毒,直视下采用无痛手法刺入穴位至有酸胀感抽取无回血即将药液缓慢注入。每次取一侧穴位,每穴注药 0.5~1ml,隔日注射 1 次,两侧穴位交替使用。

注意事项 适用于风寒型感冒。

1.2.2 技术二

取穴 大椎、曲池、合谷。咽喉痛、咳甚加天突,痰多加丰隆,头痛加太阳、印堂。

用药 鱼腥草注射液 2ml 或板蓝根注射液 2ml。

药物（器具）制备 一次性注射器（5ml）1 支。

操作规程 一次性 5ml 注射器,抽取上述药液 4ml 摇匀或两种药液取 2ml 混合吸入。穴位局部皮肤用碘伏或乙醇常规严格消毒,直视下采用无痛手法刺入穴位至有酸胀感抽无回血后即将药液缓慢注入。每次取 2~4 穴,每穴注入 0.5~1ml,每日 1 次,4 日为 1 个疗程。

注意事项 适用于风热感冒。

1.2.3 技术三

取穴 主穴:大椎。配穴:气虚配足三里,阳虚配命门,阴虚配间使,血虚配三阴交。

用药 胎盘组织液 2 支。

药物（器具）制备 一次性注射器（5ml）1 支。

操作规程 一次性 5ml 注射器,抽取上述药液各 4ml 摇匀。穴位局部皮肤用碘伏或乙醇常规严格消毒,直视下采用无痛手法刺入穴位至有酸胀感时即将药液缓慢注入。每次取主、配穴各 1 个,得气后每穴注入药液 1ml。初期感冒每日 1 次,连注 2~3 次后,隔日 1 次,10 次为 1 个疗程。预防用药,每周 1 次,10 次后每个月 1 次,连用 3~6 个月。

注意事项 适用于体虚感冒和预防感冒。

1.2.4 技术四

取穴 风门、肺俞、大椎、合谷。

用药 柴胡注射液。

药物（器具）制备 一次性注射器（5ml）1支。

操作规程 一次性5ml注射器，抽取上述任一种药液2ml摇匀。穴位局部皮肤用碘伏或乙醇常规严格消毒，直视下采用无痛手法刺入穴位至有酸胀感时即将药液缓慢注入1ml。每次选其中2穴，各穴交替轮流使用，每日1~2次，5次为1个疗程。

注意事项 主治流行性感冒。

1.2.5 技术五

取穴 风池、风门、外关。

用药 当归注射液或维生素B_1注射液。

药物（器具）制备 一次性注射器（5ml）1支。

操作规程 一次性5ml注射器，抽取上述药液任一种1~2ml摇匀。穴位局部皮肤用碘伏或乙醇常规严格消毒，直视下采用无痛手法刺入穴位至有酸胀感抽吸无回血即将药液缓慢注入1~1.5ml。每次取穴1~2，隔日注射1次。

2 咳嗽

2.1 咳嗽的概述

2.1.1 咳嗽的概念

咳嗽或称咳或称嗽。既是独立性的证候，又是肺系疾病的一个症状。古人谓有声无痰为咳，有痰无声为嗽。临床上一般多伴痰声并见，难以截然分开，故以"咳嗽"并称。咳嗽常见于上呼吸道感染、支气管扩张、肺炎、肺结核等疾病。

2.1.2 病因病理

(1) 西医病因病理

1) 吸烟及大气中的刺激性烟雾、粉尘、有害气体（如二氧化硫、二氧化氮、氯气）等理化因素的慢性刺激，以及气候寒冷都可以对支气管黏膜造成损害，纤毛清除功能下降，分泌增加，为细菌侵入创造条件。尘螨、尘埃、细菌、真菌、寄生虫、花粉和化学气体等过敏因素可使支气管收缩或痉挛、组织损害和发生炎症反应，加之各种细菌、病毒、真菌等侵入继而发病。另外，老年人因呼吸道防御功能退化和免疫功能减退，患病率较高。

2) 早期主要表现为气道上皮细胞的纤毛发生粘连、倒伏、脱失及上皮细胞空泡变性、坏死、增生、鳞状上皮化生。随病情的加重，炎症由支气管壁向周围扩散，并发生黏膜下层平滑肌束断裂、萎缩等变化。晚期，当病变蔓延至细支气管和肺泡壁时，则导致肺组织结构破坏或纤维组织增生，形成阻塞性肺气肿。

(2) 中医病因病机

中医认为咳嗽有外感、内伤之分。外感为风、寒、暑、湿、燥、火六邪犯肺，内伤咳嗽为脏腑功能失调、内邪干肺，病机均为肺失宣肃，气逆作咳。

2.1.3 临床表现

咳嗽是呼吸系统疾病的一个常见症状。临床以咽痒、干咳，咳嗽有痰，痰白黏或黄，甚者伴有胸部憋闷、疼痛、呼吸费力等症状。

2.1.4 临床诊断

(1) 西医诊断

咳嗽是一个以症状为名的病证，所以凡是以咳嗽作为主要临床表现者，都可以诊断为咳嗽。但应除外肺气肿、肺结核、肺脓肿等疾病而有咳嗽表现者。

(2) 中医诊断

1) 风寒咳嗽：咳嗽痰稀色白。可伴有头痛、鼻塞、流清涕，骨节酸痛，寒热无汗，舌苔薄白、脉浮。风热咳嗽：咳嗽不爽痰稠而黄，口渴咽痛。伴有头痛，身热、恶风汗出，舌苔薄黄，脉浮数。

2) 燥热咳嗽：干咳无痰，或痰黏稠难出，鼻燥咽干，咳甚则胸痛，或有恶风发热，痰中带血丝，舌尖红，苔薄黄而干，脉细略数。

3) 痰湿犯肺：咳嗽痰多，痰白而稀，胸脘作闷，或胃纳不佳，神疲乏力，大便时溏，苔白腻，脉濡滑。

4) 肝火犯肺：气逆咳嗽，面红喉干，咳时引胁作痛，舌苔薄黄少津，脉弦数。

5) 肺虚咳嗽：起病较慢，干咳少痰，或痰中带血，或咯血，口燥咽干，午后潮热，两颧红赤，手足心热、失眠盗汗，形体消瘦，神疲乏力，舌质红少苔，脉细数。

2.2 穴位注射技术在咳嗽中的临床应用

2.2.1 技术一

取穴 肺俞穴（双）。

用药 炎琥宁注射液。

药物（器具）制备 一次性注射器（5ml）1 支。

操作规程 一次性 5ml 注射器，抽取上述药液 2ml 后摇匀。穴位局部皮肤常规严格消毒，直视下采用无痛手法刺入穴位，至有酸胀感时回抽无血即将药液缓慢注入 1~2ml。

注意事项 适用于多类咳嗽，尤以治疗外感咳嗽为佳。

2.2.2 技术二

取穴 肺俞、定喘、天突。

用药 盐酸克林霉素注射液（2ml/支）。

药物（器具）制备 一次性注射器（5ml）1 支。

操作规程 一次性 5ml 注射器，抽取上述药液 3ml。穴位局部皮肤常规严格消毒，直视下采用无痛手法刺入穴位，至有酸胀感时回抽无血即将药液缓慢注入。肺俞、定喘（以上取单侧、左右交叉）、天突三穴，每穴分别注入1ml，治疗期停用其他药物。

注意事项 适用于治疗顽固性咳嗽。对本品过敏者禁用。

2.2.3 技术三

取穴 定喘、大椎、肺俞（双）、列缺（双）。

用药 穿心莲注射液。

药物（器具）制备 一次性注射器（5ml）1支。

操作规程 一次性5ml注射器，抽取上述药液4ml后摇匀。穴位局部皮肤常规严格消毒，直视下采用无痛手法刺入穴位。至有酸胀感时回抽无血即将药液缓慢注入双侧定喘穴1~2ml。每日1次，并配合针刺大椎、肺俞、列缺。

2.2.4 技术四

取穴 风门、大杼、大椎、肺俞（双）。

用药 小檗碱注射液。

药物（器具）制备 一次性注射器（5ml）1支。

操作规程 一次性5ml注射器，抽取上述药液4ml后摇匀。穴位局部皮肤常规严格消毒，直视下采用无痛手法刺入穴位。至有酸胀感时回抽无血即将药液缓慢注入1~2ml。每日1次，连续2~4天为1个疗程，1~2个疗程即可。

2.2.5 技术五

取穴 肺俞、天突，兼气喘者加定喘穴。

用药 选用可供肌内注射的抗生素，如青霉素、链霉素、庆大霉素等，小剂量应用，或用中草药制剂如鱼腥草注射液等。

药物（器具）制备 一次性注射器（5ml）1支。

操作规程 一次性5ml注射器，抽取上述药液4ml后摇匀。穴位局部皮肤常规严格消毒，直视下采用无痛手法刺入穴位，至有酸胀感时回抽无血即将药液缓慢注入0.5ml。肺俞直刺，天突穴针向下斜刺。

注意事项 如1瓶药液不足所需注射量者，可用0.9%氯化钠注射液稀释至所需用量。应用青霉素、链霉素时需做皮试。

2.2.6 技术六

取穴 大椎、天突、大杼、肺俞、心俞、膈俞、命门、足三里等。

用药 丹参注射液或当归注射液。

药物（器具）制备 一次性注射器（5ml）1支。

操作规程 一次性5ml注射器，抽取上述药液后摇匀。穴位局部皮肤常规严格消毒，直视下采用无痛手法刺入穴位。至有酸胀感时回抽无血即将药液缓慢注入0.5~1ml。每次取穴1~2个，每周2~3次。

2.2.7 技术七

取穴 右天府、足三里。

用药 黄连注射液或胎盘注射液。

药物（器具）制备 一次性注射器（5ml）1支。

操作规程 一次性5ml注射器，抽黄连注射液或胎盘球蛋白注射液2ml后摇匀。穴位局部皮肤常规严格消毒，直视下采用无痛手法刺入穴位，至有酸胀感时回抽无血即将药液缓慢注入右天府及足三里，每穴1ml。左右交替。

2.2.8 技术八

取穴 主穴：肺俞、定喘；配穴：肾俞、丰隆、曲池；脾虚痰多者加脾俞，喘甚者加天突、肾俞，气血两虚者加足三里。

用药 核酸注射液。

药物（器具）制备 一次性注射器（5ml）1支。

操作规程 一次性5ml注射器，抽取上述药液2ml后摇匀。穴位局部皮肤常规严格消毒，直视下采用无痛手法刺入穴位，至有酸胀感时回抽无血即将药液缓慢注入。主穴和配穴左右交替使用，每穴注射1~2ml。

注意事项 每周2次，5~7次为1个疗程，重证患者可隔日1次。主要用于慢性支气管炎咳嗽。

2.2.9 技术九

取穴 肺俞、大椎、曲池。

用药 注射用水。

药物（器具）制备 一次性注射器（5ml）1支。

操作规程 一次性5ml注射器，抽取上述药液5ml。患者取坐位，穴位局部皮肤常规严格消毒，进针后在肌肉层上下提插，待患者局部有酸、胀、麻感，回抽无血后，才由深至浅分层推注药液，注射后立即将患者平卧以防晕针初次注射肺俞穴为1ml，让患者体会一下穴位注射的感觉，1小时后再注射1次为2~3ml（大椎穴为1ml），每日2次，连续7天待体温正常后改为每日1次。

注意事项 主要用于肺炎引起的咳嗽、发热等。

3 支气管哮喘

3.1 支气管哮喘的概述

3.1.1 支气管哮喘的概念

支气管哮喘是一种以嗜酸粒细胞、肥大细胞和 T 淋巴细胞等多种炎性细胞参与的慢性气道炎症和气道高反应性，导致可逆性的支气管痉挛、黏膜水肿、分泌物增多而引起的支气管阻塞性疾病。临床表现为反复发作的伴有哮鸣音的呼气性呼吸困难、胸闷或咳嗽，可自行或经治疗缓解。若长期反复发作，可发展成为阻塞性肺气肿及肺心病。我国患病率为 1%~4%，半数以上在 12 岁以前发病，约 40%的患者有家族史。

本病中医属于"哮证"、"喘证"范畴。

3.1.2 病因病理

(1) 西医病因病理

1) 哮喘的病因及发病机制还不十分清楚大多认为受遗传因素和环境因素双重影响。带有哮喘相关遗传基因（表现为过敏体质）或气道高反应性（表现为气道对各种刺激因子出现过早或过强的收缩反应）的易感者接触环境中的某些变应原或激发因子，如吸入尘埃、花粉、真菌、动物毛屑、二氧化硫等细菌、病毒、原虫、寄生虫等感染；食入鱼、虾蟹、蛋类、牛奶等。服用普萘洛尔（心得安）、阿司匹林等，气候变化运动，导致变态反应和呼吸道的炎症，多种炎症细胞在呼吸道浸润和聚集，产生多种炎症介质和细胞因子，如组胺、前列腺素、白三烯等，引起呼吸道平滑肌痉挛，黏膜肿胀、分泌物增多、呼吸道阻塞而致哮喘发作。此外，支气管自主神经功能障碍也与哮喘的发生有关。

2) 病理变化早期或缓解期无明显异常。急性发作期或晚期肉眼可见肺膨胀及肺气肿，显微镜下可见支气管平滑肌痉挛、肥厚，呼吸道黏膜水肿，上皮脱落，支气管内分泌物增加，呼吸道上皮下有嗜酸粒细胞、肺泡巨噬细胞、肥大细胞和淋巴细胞浸润等。

(2) 中医病因病机

支气管哮喘的形成多因素有宿痰内伏于肺，复因外感、饮食、情志、劳倦等诱因触发，致痰阻呼吸道，痰气交阻，气道痉挛，肺失肃降，致哮鸣喘促发生。临床多责之肺、脾、肾三脏功能失调。

3.1.3 临床表现

1）症状：患者多在接触变应原刺激后，出现发作性伴有哮鸣音的呼气性呼吸困难、胸闷、咳嗽。轻者可不影响正常生活，重者不能平卧呈端坐呼吸，发绀，干咳或咳大量白色泡沫痰，失眠、大汗淋漓、烦躁甚至意识模糊。哮喘症状可在数分钟内发作，持续数小时或数天，可自行或用支气管扩张药缓解。

2）体征：发作时胸廓饱满，呈过度充气状，双肺有广泛的哮鸣音，呼气延长。但在轻度哮喘或非常严重的哮喘发作时哮鸣音可不出现。端坐张口呼吸、明显发绀、大汗淋漓、奇脉、三凹征，胸腹反常运动常出现在严重哮喘患者中。

3）实验室和其他检查：血液检查发作时可有嗜酸粒细胞增高，继发感染时白细胞及中性粒细胞可增多；痰液检查痰涂片可见较多嗜酸粒细胞、黏液栓、尖棱结晶和透明的哮喘珠；X线检查哮喘发作时可见两肺透光度增加呈过度充气状态，缓解期无异常发现。如合并肺部感染、继发阻塞性肺气肿、气胸等可有相应的X线征象。

4）肺功能检查在哮喘发作时有关呼气流速的全部指标均显著下降，主要是第一秒用力呼气容积（FEV）及呼气峰值流速（PEF）均有不同程度下降。缓解期可逐渐恢复。

5）动脉血气分析哮喘严重发作时，PaO_2降低，$PaCO_2$升高。

3.1.4 临床诊断

（1）西医诊断

1）反复发作喘息，呼吸困难、胸闷或咳嗽，多与接触变应原、理化因素刺激、呼吸系统感染、运动等有关。

2）发作时双肺可闻及散在弥漫性的哮鸣音伴呼气延长。

3）上述症状可经治疗或自行缓解。

4）排除可引起喘息或呼吸困难的其他疾病。

5）临床表现不典型者，应至少具有以下三项中的一项：①支气管激发试验或运动试验阳性；②昼夜PEF变异率为20%；③支气管舒张试验阳性。符合条件1）~4）者或符合第4）、5）者，可诊断为支气管哮喘。

（2）中医诊断

哮喘可分为急性发作期和缓解期。缓解期是指经过治疗或未经治疗，症状、体征消失，肺功能恢复到急性发作前水平并维持4周以上。在此基础上又出现症状和体征者则为急性发作期。

1）发作期：①寒哮证：呼吸急促，喉中哮鸣有声，咳痰清稀或呈泡沫状，胸膈满闷如窒，面色晦暗，形寒肢冷，天冷或受寒易发，舌质淡，苔白滑，脉弦紧。②热哮证：气粗息涌，喉中痰鸣如吼，胸高胁胀，张口抬肩，不能平卧，痰色黄或白，质浓稠胶黏，咳吐不利，烦闷不安，汗出，面赤，口苦，口渴喜饮，舌质红，苔黄腻，脉滑数或弦滑。

2）缓解期：①肺虚证：声低气怯，自汗怕风，面色无华，咳嗽痰稀，易感冒，每因气候变化而诱发，发病前常见喷嚏、鼻塞、流清涕等症，舌质淡，苔薄白，脉细弱或虚大。②脾虚证：咳逆痰多，气短不足以息，少气懒言，纳少脘痞，大便溏薄，倦怠乏力，每因饮食不当而引发，舌质淡，苔薄腻或白滑，脉细软。③肾虚证：短气息促，呼多吸少，腰膝酸软，脑转耳鸣，或面色苍白，畏寒肢冷，或颧红，盗汗，烦热，每因劳累后易发舌质淡胖嫩，苔白，或舌质红，苔少，脉沉细或细数。

3.2 穴位注射技术在支气管哮喘中的临床应用

3.2.1 技术一

取穴 肺俞穴（双）。

用药 维生素 K_3 注射液。

药物（器具）制备 一次性注射器（5ml）1 支。

操作规程 一次性 5ml 注射器，抽取上述药液摇匀。穴位局部皮肤用碘伏或乙醇常规严格消毒，直视下采用无痛手法刺入穴位，至有酸胀感回抽无回血时即将药液缓慢注入。每穴位注射维生素 K_3 注射液 8mg，8~10 小时后以上症状仍不缓解，可在一侧穴位上重新注射 8mg，每天 1~2 次，14 天为 1 个疗程。

注意事项 注射后有轻微头胀，面热，有时有恶心，10 分钟后可消失。

3.2.2 技术二

取穴 定喘穴。

用药 生地或附子注射液各 1ml。

药物（器具）制备 一次性注射器（5ml）1 支。

操作规程 一次性 5ml 注射器，抽取上述药液 1ml 后摇匀。穴位局部皮肤用碘伏或乙醇常规严格消毒，直视下采用无痛手法刺入穴位，至有酸胀感回抽无血时即将药液缓慢注入。隔天 1 次，生地或附子注射液轮流使用，10 次为 1 个疗程。

3.2.3 技术三

取穴 肺俞、大杼、肾俞、大椎穴。

用药 地塞米松注射液或当归注射液。

药物（器具）制备 一次性注射器（5ml）1 支。

操作规程 一次性 5ml 注射器，抽取上述任一种药液摇匀。穴位局部皮肤用碘伏或乙醇常规严格消毒，直视下采用无痛手法刺入穴位，至有酸胀感回抽无出血时即将药液缓慢注入。每日 1 次，每次各穴位 0.5ml，7 次为 1 个疗程。

3.2.4 技术四

取穴 风门、肺俞、厥阴俞。

用药 0.5% 普鲁卡因注射液 10ml、醋酸泼尼松龙注射液 50mg。

药物（器具）制备 一次性注射器（5ml）1 支。

操作规程 一次性 5ml 注射器，抽取上述药液摇匀。穴位局部皮肤用碘伏或乙醇常规严格消毒，直视下采用无痛手法刺入穴位，至有酸胀感回抽无出血时即将药液缓慢注入。每穴位注射 1ml，5 日 1 次，每次 2 穴，每个穴位封闭 3 次。此法适用于神经性哮喘。

3.2.5 技术五

取穴 肺俞、定喘为主穴。痰多者加脾俞、丰隆，喘甚加天突、肾俞，气血两虚加足三里，兼外感加曲池。

用药 核酸注射液。

药物（器具）制备 一次性注射器（5ml）1 支。

操作规程 一次性 5ml 注射器，抽取上述药液摇匀。穴位局部皮肤用碘伏或乙醇常规严格消毒，直视下采用无痛手法刺入穴位，至有酸胀感回抽无出血时即将药液缓慢注入。每穴位每次注射 2ml 药液，一次总量以 4ml 为宜，每周 2 次。个别重症者可隔日 1 次，3 周为 1 个疗程。

3.2.6 技术六

取穴 天突、膻中、大椎、外定喘、定喘、肺俞、膈俞、魄户、足三里。

用药 注射用水。

药物（器具）制备 一次性注射器（5ml）1 支。

操作规程 一次性 5ml 注射器，抽取药液。穴位局部皮肤用碘伏或乙醇常规严格消毒，直视下采用无痛手法刺入穴位，至有酸胀感回抽无出血时即将药液缓慢注人。按次序取天突、膻中、大椎单侧穴,皮内注射 0.1ml,每周 1 次。定喘、外定喘、肺俞、膈俞、魄户、足三里等均取双侧穴,皮内注射 0.2ml,每周 1 次。10 次为 1 个疗程。

3.2.7 技术七

取穴 肺俞、膻中穴。

用药 地塞米松磷酸钠注射液 2ml、盐酸普鲁卡因注射液 2ml。

药物(器具)制备 一次性注射器(5ml)1 支。

操作规程 一次性 5ml 注射器,抽取上述药液混匀。穴位局部皮肤用碘伏或乙醇常规严格消毒,直视下采用无痛手法刺入穴位,至有酸胀感回抽无出血时即将药液缓慢注人。先在肺俞穴各注药 1ml,后在膻中穴注药 2ml,每周 2 次,2 周为 1 个疗程。

3.2.8 技术八

取穴 定喘穴、足三里。

用药 氨茶碱注射液 5ml。

药物(器具)制备 一次性注射器(5ml)1 支。

操作规程 一次性 5ml 注射器,抽取药液。穴位局部皮肤用碘伏或乙醇常规严格消毒,直视下采用无痛手法刺入穴位,至有酸胀感回抽无出血时即将药液缓慢注人。每次取两穴,两侧穴位交替,每日 1 次,4 次为 1 个疗程,间隔 3 天后进行第 2 疗程。

3.2.9 技术九

取穴 肺俞、膏肓、定喘、合谷、列缺。

用药 甲药为胎盘组织液、乙药为肾上腺素注射液。

药物(器具)制备 一次性注射器(5ml)1 支。

操作规程 一次性 5ml 注射器,抽取药液。穴位局部皮肤用碘伏或乙醇常规严格消毒,直视下采用无痛手法刺入穴位,至有酸胀感回抽无出血时即将药液缓慢注人。每次选两穴,每日每穴注甲药 1~2ml,10 天为 1 个疗程。哮喘发作时在定喘穴注人乙药 0.1~0.2ml。

3.2.10 技术十

取穴 定喘、肺俞。

用药 地塞米松注射液、核酸注射液。

药物（器具）制备 一次性注射器（5ml）1支。

操作规程 一次性5ml注射器，抽取药液。穴位局部皮肤用碘伏或乙醇常规严格消毒，直视下采用无痛手法刺入穴位，至有酸胀感回抽无出血时即将药液缓慢注入。急性发作期取定喘、肺俞穴，每日1次穴位注射地塞米松磷酸钠注射液1ml（5mg），并配合中药冬虫夏草4g、蛤蚧4g、黄芪18g，共研为细末，水煎服，每日1剂。缓解期平喘散粉（即冬虫夏草、蛤蚧、黄芪）每次15g，每日2次，可连服2个月。间隔一周再服，并取肾俞、肺俞穴，每日2次，进行穴位注射核酸注射液2ml，3个月为1个疗程，一般需2个疗程。

3.2.11 技术十一

取穴 肺俞、膻中、内关、足三里、三阴交。
用药 自体血。
药物（器具）制备 一次性注射器（5ml）1支。
操作规程 一次性5ml注射器抽取抗凝剂1ml，局部静脉周围皮肤消毒，抽取自体静脉血3ml。穴位局部皮肤用碘伏或乙醇常规严格消毒，直视下采用无痛手法刺入穴位，至有酸胀感回抽无出血时即将药液缓慢注入。每次取两穴，每穴位注入0.5~1ml，每周2次，4次为1个疗程，一般1~2疗程即可显效哮喘发作停止或明显减轻。

3.2.12 技术十二

取穴 肺俞、内关。
用药 哮立停合剂（山莨菪碱10mg+止喘灵2ml）。
药物（器具）制备 一次性注射器（5ml）1支。
操作规程 一次性5ml注射器抽取药液，穴位局部皮肤用碘伏或乙醇常规严格消毒，直视下采用无痛手法刺入穴位，至有酸胀感回抽无出血时即将药液缓慢注入。发作期用哮立停合剂分别注射于肺俞（双）、内关（双），每隔3天1次，2次为1个疗程。

注意事项 两次穴位注射时间，如果夜间仍有轻度哮喘，可于每晚10时左右，用哮立停合剂肌内注射1次，可配合中药汤剂。

3.2.13 技术十三

取穴 喘息（第7颈椎旁开1寸）、气喘（第7颈椎旁2寸）及合谷穴。
用药 山莨菪碱注射液。
药物（器具）制备 一次性注射器（5ml）1支。

操作规程 一次性 5ml 注射器抽取药液，穴位局部皮肤用碘伏或乙醇常规严格消毒，直视下采用无痛手法刺入穴位，至有酸胀感回抽无出血时即将药液缓慢注入。每穴位 10mg。3 分钟后呼吸困难大减，2 小时后哮喘终止，连续注射 3 日，诸症皆除。

3.2.14 技术十四

取穴 天府、足三里。

用药 黄芪注射液。

药物（器具）制备 一次性注射器（5ml）1 支。

操作规程 一次性 5ml 注射器抽取药液，穴位局部皮肤用碘伏或乙醇常规严格消毒，直视下采用无痛手法刺入穴位，至有酸胀感回抽无出血时即将药液缓慢注入。第 1 周注射右天府、左足三里，每穴位注入 1ml，每周 1 次，第 2 周后交替注射。

3.2.15 技术十五

取穴 天突、定喘、胸 1~6 夹脊穴。

用药 0.1%肾上腺素 0.1~0.2ml、胎盘组注液 1ml、黄芪注射液 2ml。

药物（器具）制备 一次性注射器（5ml）1 支。

操作规程 一次性 5ml 注射器抽取药液，穴位局部皮肤用碘伏或乙醇常规严格消毒，直视下采用无痛手法刺入穴位，至有酸胀感回抽无出血时即将药液缓慢注入。发作期取天突、定喘，注入 0.1%肾上腺素 0.1~0.2ml。缓解期可用胎盘注射液 1ml，黄芪注射液 2ml，轮番注入胸 6 以上夹脊穴，每穴位 0.5~1ml，每日 1 次，30 次为 1 个疗程。

3.2.16 技术十六

取穴 身柱穴。

用药 注射用水。

药物（器具）制备 一次性注射器（5ml）1 支。

操作规程 一次性 5ml 注射器抽取药液，穴位局部皮肤用碘伏或乙醇常规严格消毒，直视下采用无痛手法刺入穴位，至有酸胀感回抽无出血时即将药液缓慢注入双侧身柱穴。每穴位 1~2ml。每日 1 次，10 次为 1 个疗程。

3.2.17 技术十七

取穴 八华穴（背部两锁骨中线间距离折作 8 寸，以 2 寸作边三角形，顶角置大椎穴，其下二角（平高）是穴。再将此三角形顶角置此两穴联线中点，其下二角又得两穴，反复4次，共得八穴）。

用药　维丁胶性钙注射液。

药物（器具）制备　一次性注射器（5ml）1支。

操作规程　一次性5ml注射器抽取药液，穴位局部皮肤用碘伏或乙醇常规严格消毒，直视下采用无痛手法刺入穴位，至有酸胀感回抽无出血时即将药液缓慢注入八华穴内，每日1次，10次为1个疗程。

3.2.18　技术十八

取穴　足三里。

用药　黄芪注射液。

药物（器具）制备　一次性注射器（5ml）1支。

操作规程　一次性5ml注射器抽取药液，穴位局部皮肤用碘伏或乙醇常规严格消毒，直视下采用无痛手法刺入穴位，至有酸胀感回抽无出血时即将药液缓慢注入。每穴位注射2ml（8岁以下减半），每次取一侧穴，两侧交替使用，隔日1次，5次为1个疗程，每隔4天进行下一疗程，一般进行3个疗程。

3.2.19　技术十九

取穴　耳部平喘点。

用药　哮喘菌苗。

药物（器具）制备　一次性注射器（5ml）1支。

操作规程　一次性5ml注射器抽取药液，穴位局部皮肤用碘伏或乙醇常规严格消毒，直视下采用无痛手法刺入穴位，至有酸胀感回抽无出血时即将药液缓慢注入。初次剂量为0.05～0.1ml，逐渐递增，维持量为3ml，每周2次，10次为1个疗程。

4 头痛

4.1 头痛的概述

4.1.1 头痛的概念

头痛是临床常见的一种自觉症状，可单独出现，也可出现于多种疾病的过程中。

本节所讨论的头痛，主要是内科杂病范围内，以头痛为主要表现的一类病证。西医的感染发热性疾病、高血压、颅内疾病、神经官能症等所致的头痛可参考本节进行辨证施治。

4.1.2 病因病理

(1) 西医病因病理

1) 血管性头痛：典型的偏头痛，一般性偏头痛，簇集性头痛，非偏头痛性血管性头痛，其他特殊型的偏头痛。

2) 肌紧张性头痛。

3) 头部神经痛。

4) 炎症性头痛包括中枢神经系感染头颅、头部软组织的炎症（包括颈动脉炎）。

5) 头部器官及其邻近组织病变引起的头痛。

6) 牵引性头痛。

7) 神经官能症性头痛。

(2) 中医病因病机

1) 头痛的病因有外感和内伤两类。外感多因六淫邪气侵袭，内伤多与情志不遂、饮食劳倦、跌仆损伤、体虚久病、禀赋不足、房劳过度等因素有关。

2) 头痛的部位在头，涉及肝、脾、肾等脏腑，风、火、痰、湿、虚为致病的主要因素，病机要点是脉络闭阻，神机受累，清窍不利。外感头痛以实证为主，内伤头痛以虚实相兼为多，虚实之间可以相互转化。

4.1.3 临床表现

该病以头痛为主诉，头痛多表现为胀痛、跳痛、刺痛、牵扯痛、空痛、隐痛等。临床多伴有头晕乏力，头脑不清，甚者恶心、呕吐等全身不适。

4.1.4 临床诊断

(1) 西医诊断

临床以头颅上半部即眉毛以上至枕下部为止范围内的疼痛称为头痛。根据头痛发生的速度、产生的部位、发生的时间、持续时间，以及头痛的程度、性质、伴随症状、诱发、增重与缓解的因素，必要的检查及治疗的效果判断头痛的类型。

(2) 中医诊断

1) 外感头痛：①风寒头痛：头痛时作，痛连项背，恶风畏寒，遇风寒尤剧，苔薄白，脉浮或浮紧。②风热头痛：头痛而胀，痛甚如裂，发热恶风，面红目赤，口渴欲饮，咳嗽咽痛，大便秘结，小便短黄，苔薄黄，脉浮数。③风湿头痛：头痛如裹，肢体困重，纳呆胸闷，大便或溏，小便不利，苔白腻，脉濡滑。

2) 内伤头痛：①肝阳头痛：头胀痛而眩，心烦易怒，夜寐不宁或兼胁痛，面红口苦，苔薄黄，脉弦有力，甚者头痛目眩，遇劳加剧，腰膝酸软，舌质红，脉弦细。②肾虚头痛：头痛而空，每兼眩晕耳鸣，腰酸神疲，遗精带下，舌红少苔，脉沉细无力或头痛畏寒，面色白，四肢不温，舌淡，脉沉细无力。③血虚头痛：头痛而晕，心悸不寐，两目干涩，面色少华，舌淡苔薄，脉细。④痰浊头痛：头痛昏蒙，胸脘满闷，呕恶痰涎，舌苔白腻，脉滑或弦滑。⑤瘀血头痛：头痛经久不愈，痛处固定不移，痛如锥刺，或有头部外伤史，舌质紫暗或有瘀斑，脉细涩。

4.2 穴位注射技术在头痛中的临床应用

4.2.1 技术一

取穴 首先寻找压痛点。压痛点不明显时取头痛部位头维、太阳、风池、风府、百会、太冲、足临泣、合谷、中脘。

用药 1%盐酸普鲁卡因注射液。

药物（器具）制备 一次性注射器（5ml）1支。

操作规程 一次性5ml注射器，抽取上述药液3~4ml。穴位局部皮肤用碘伏或乙醇常规严格消毒，直视下采用无痛手法刺入穴位至有酸胀感，回抽无出血时即将药液缓慢注入。每穴位 1～2ml，每次 1～2 穴，间隔 2～3 日重复注射，在穴注第二天配合针刺治疗。偏头痛取头维、太阳、合谷；头顶痛取太冲、百会；后头痛取风池、风府、足临泣；头痛伴上腹不适、恶心者取中脘。

注意事项 注射药液前先做皮试，阴性后可予穴位注射。

4.2.2 技术二

取穴 天柱、风池、肩井（单侧）。

用药 醋酸泼尼松龙注射液 25mg+0.5% 普鲁卡因注射液 2ml。

药物（器具）制备 一次性注射器（5ml）1 支。

操作规程 一次性 5ml 注射器，抽取上述药液混合摇匀。取高背椅子，嘱患者头伏在椅背上，定好穴位。穴位局部皮肤用碘伏或乙醇常规严格消毒，直视下采用无痛手法刺入穴位，至有酸胀感回抽无出血时即将药液缓慢注入，每穴位 1ml，每周 1 次，3 次 1 个疗程。

4.2.3 技术三

取穴 胃俞、胆俞、肝俞、膀胱俞、大椎。

用药 当归注射液。

药物（器具）制备 一次性注射器（5ml）1 支。

操作规程 一次性 5ml 注射器，抽取上述药液 3～4ml。穴位局部皮肤用碘伏或乙醇常规严格消毒，直视下采用无痛手法刺入穴位，至有酸胀感回抽无出血时即将药液缓慢注入。每穴位 1.5ml，每次取 4 穴，每日治疗 1 次，12 次为 1 个疗程。前头痛取胃俞，颞侧痛取胆俞，后头部痛取肝俞、膀胱俞，头顶部痛取大椎、肝俞。

4.2.4 技术四

取穴 风池。

用药 当归注射液。

药物（器具）制备 一次性注射器（5ml）1 支。

操作规程 一次性 5ml 注射器，抽取上述药液 4ml。穴位局部皮肤用碘伏或乙醇常规严格消毒，直视下采用无痛手法刺入穴位，至有酸胀感回抽无出血时即将药液缓慢注入 2ml。针感可持续 2 小时，少数持续 1 天。隔日注射 1 次，注射 10 次为 1 个疗程，疗程间休息 1 周。

4.2.5 技术五

取穴 手掌穴（从掌面距第 4、5 指间联合近心端 2cm）。

用药 2%盐酸普鲁卡因注射液。

药物（器具）制备 一次性注射器（5ml）1支。

操作规程 根据中医缪刺理论，左侧头痛取右手掌，右侧头痛取左手掌。一次性5ml注射器，抽取上述药液。穴位局部皮肤用碘伏或乙醇常规严格消毒，直视下采用无痛手法刺入穴位，至有酸胀感回抽无出血时即将药液缓慢注入。注射时针头与手掌呈45°角向近心端封闭，进针3cm深，边进针边推药，将药液均匀地注入4、5手掌间的软组织中。除局部有暂时麻木外，无其他不适。如一次不愈，可重复给药。对于各种头痛均有效。

注意事项 注射药液前先做皮试，阴性后可予穴位注射。

4.2.6 技术六

取穴 太阳、天柱。

用药 1%盐酸利多卡因注射液。

药物（器具）制备 一次性注射器（5ml）1支。

操作规程 一次性5ml注射器，抽取上述药液3~4ml。穴位局部皮肤用碘伏或乙醇常规严格消毒，直视下采用无痛手法刺入穴位至有酸胀感，回抽无出血时即将药液缓慢注入。偏头痛取太阳穴后上凹陷处；前额及后头痛取天柱；全头痛患者取上述两个穴位。治疗为隔日1次，3次为1个疗程。

4.2.7 技术七

取穴 风池、心俞、脾俞、肾俞。

用药 当归注射液、维生素B_{12}注射液。

药物（器具）制备 一次性注射器（10ml）1支。

操作规程 一次性10ml注射器，抽取当归注射液9ml加维生素B_{12}注射液1ml混合摇匀。术者用右手拇指沿疼痛部位按压，寻找阳性反应点（条索、结节、压痛）。穴位局部皮肤用碘伏或乙醇常规严格消毒，直视下采用无痛手法刺入穴位，至有酸胀感回抽无出血时即将药液缓慢注入。每穴位2~3ml，隔日1次，10次为1个疗程，疗程间休息1周。

注意事项 每次注射药液总量不超过30ml。

4.2.8 技术八

取穴 风池、太阳、阿是穴、合谷为主穴，配穴为攒竹、印堂、安眠、翳风。

用药 注射用水。

药物（器具）制备 一次性注射器（5ml）1 支。

操作规程 一次性 5ml 注射器，抽取上述药液 3~4ml。穴位局部皮肤用碘伏或乙醇常规严格消毒，直视下采用无痛手法刺入穴位，至有酸胀感回抽无出血时即将药液缓慢注入 1ml。每次取 1~3 穴，每天或隔天 1 次。

4.2.9 技术九

取穴 合谷、列缺、太阳、百会、膈俞。

用药 当归注射液或黄芪注射液。

药物（器具）制备 一次性注射器（5ml）1 支。

操作规程 一次性 5ml 注射器，抽取上述药液 3~4ml。穴位局部皮肤用碘伏或乙醇常规严格消毒，直视下采用无痛手法刺入穴位，至有酸胀感回抽无出血时即将药液缓慢注入。每次 1~3 穴，隔日 1 次。10 次为 1 个疗程。

4.2.10 技术十

取穴 以太阳膀胱经为主，配合足少阳胆经攒竹、天柱、昆仑、太阳、颔厌、丘墟。

用药 维生素 B_{12} 注射液 500μg+ 1% 盐酸普鲁卡因注射液 1ml。

药物（器具）制备 一次性注射器（5ml）1 支。

操作规程 一次性 5ml 注射器，抽取上述药液。穴位局部皮肤用碘伏或乙醇常规严格消毒，直视下采用无痛手法刺入穴位，至有酸胀感回抽无出血时即将药液缓慢注入。每次选穴 2~3 个，每 2 天注射 1 次，每次注射 0.5~1ml，针后加灸 10 分钟左右，7 次为 1 个疗程。

注意事项 注射药液前普鲁卡因先做皮试，阴性后可予穴位注射。

4.2.11 技术十一

取穴 风池。

用药 维生素 B_{12} 注射液、注射用水或 10% 葡萄糖注射液。

药物（器具）制备 一次性注射器（5ml）1 支。

操作规程 一次性 5ml 注射器，抽取药液。单侧用维生素 B_{12} 注射液 500μg，双侧加用注射用水或葡萄糖注射液 1~2ml。穴位局部皮肤用碘伏或乙醇常规严格消毒，直视下采用无痛手法刺入穴位，至有酸胀感回抽无出血时即将药液缓慢注入。每穴位 1~2ml，每天 1 次，3 次为 1 个疗程。效果欠佳可重复 1 个疗程。

5 失眠

5.1 失眠的概述

5.1.1 失眠的概念

失眠又称不寐，是以经常不能获得正常睡眠为特征的一种病证，主要表现为睡眠时间、深度的不足，轻者入睡困难，或寐而不酣，时寐时醒，或醒后不能再寐；重则彻夜不寐，常影响人们的正常工作、生活、学习和健康。

失眠既可单独出现，也可与头痛、眩晕、心悸、健忘等同时出现。西医学的神经症、围绝经期综合征、高血压、慢性消化不良、贫血、脑动脉硬化症等以失眠为主要临床表现时，均可参考本节内容辨证论治。

5.1.2 病因病理

(1) 西医病因病理

西医认为失眠主要有情感障碍，环境改变，药物或兴奋剂的作用，中枢神经系统的损伤或其他全身性疾病如尿毒症等。

(2) 中医病因病机

中医认为失眠的原因很多，但主要与情志失和、饮食不节、房室劳倦、久病体虚或素体禀赋不足影响心神有关。

1) 情志失和：郁怒伤肝，肝郁化火，火邪上扰心神或木郁土虚，痰浊内生，肝火夹痰，上扰心神；或思虑太过，伤及心脾，心血暗耗，神不守舍，脾虚生化乏源，营血亏虚，不能奉养心神或五志过极，心火内炽，心神扰动而失眠。

2) 饮食不节：患食肥甘辛辣厚味或暴饮暴食，损伤脾胃，宿食停滞，酿成痰热，塞遏中焦，痰热上冲，扰动心神。

3) 久病体虚：久病血虚或产后失血，或年老体虚，化源不足，营血亏乏，以致血不养心，心不藏神，神不守舍而致失眠。

4) 禀赋不足、心虚胆怯：素体阴虚或因房劳过度，肾阴耗伤，不能上济于心，以致心火独亢，心肾不交而致心神不宁；亦有心虚胆怯，突受惊骇，心神不安而致者。

综上所述，失眠病位主脏在心，并与肝（胆）、脾（胃）、肾密切相关。其病理变化总属阳盛阴衰，阴阳失交，心神失守。病性以虚证或虚中夹实者居多，实证少见。实证多与肝火、痰热有关。虚证则多由心脾两虚，心虚胆怯，阴虚火旺所致。久病可表现为虚实并见或瘀血所致。病机不外阴阳失调，气血失和，以致心神失养（虚证）或邪扰心神（实证）。

5.1.3　临床表现

该病临床以不易入睡，或睡后易醒，甚则彻夜难以入睡等为主要症状。常可兼见头晕、头痛、心悸、健忘、梦多、易于激动、烦躁等表现。查体可见相应疾病的相关体征。

5.1.4　临床诊断

(1) 西医诊断

1) 以不易入睡，或睡后易醒，甚则彻夜难以入睡等为主要症状。

2) 本病常兼见头晕、头痛、心悸、健忘、梦多、易于激动、烦躁等临床表现。

3) 多发生于脑力劳动者，以中老年为多见，且起病缓慢，其发病与精神因素较为密切。

4) 理化检查提示有自主神经功能紊乱、高血压动脉硬化或内分泌功能失调有助于诊断。

(2) 中医诊断

1) 实证：①热扰神明：面红目赤，夜难入寐，心烦意乱，身热口渴，胸闷胀满，头昏头痛，口燥唇焦，大便秘结，小便短赤，舌质红，苔黄燥，脉沉数。②肝郁化火：性情急躁易怒，不思饮食，口渴欲饮，目赤口苦，小便黄赤，大便秘结，舌红苔黄，脉弦而数。③痰热内扰：不寐头重，痰多胸闷，恶食嗳气，吞酸恶心，心烦口苦，目眩，苔腻而黄，脉滑数。④胃气失和：胸闷嗳气，脘腹不适而不寐，恶心呕吐，大便不爽，腹痛，舌苔黄腻或黄燥，脉象弦滑或滑数。⑤瘀血内阻：烦扰不安，头痛如刺，心慌心跳，夜不成寐或合目而梦且易惊醒，甚则数日毫无睡意，神情紧张，头痛不堪，舌多紫暗，脉多弦细而涩。

2) 虚证：①心脾两虚：不易入睡或睡中多梦、易醒，兼见心悸健忘，头晕目眩，肢倦神疲，饮食无味，面色少华，舌质淡苔薄白，脉细弱。②阴虚火旺：心烦不寐，心悸不安，头晕耳鸣，健忘腰酸，手足心发热，盗汗，口渴咽干，或口舌糜烂，舌质红，少苔，脉细数。③心胆气虚：多梦易于惊醒，胆怯心悸，遇事善惊，气短倦怠，小便清长，舌淡，脉弦细。④心肾不交：心烦不寐，头晕耳鸣，烦热盗汗，咽干，精神委靡，健忘，腰膝酸软，男子滑精，阳痿，女子月经不调，舌红少苔，脉弦细数。⑤肝郁血虚：难以入睡，即使入睡梦多易惊醒，或胸胁胀满，善叹息、急躁易怒，舌红苔黄，脉弦数。

5.2 穴位注射技术在失眠中的临床应用

5.2.1 技术一

取穴 主穴足三里。辨证配穴：心脾两虚配心俞、脾俞，心肾不交配心、肾俞；心胆气虚配心俞、胆俞。痰热扰心配中脘、内关。脾胃虚弱，胃气不和配脾俞、胃俞。

用药 丹参注射液。

药物（器具）制备 一次性注射器（5ml）1支。

操作规程 一次性5ml注射器，抽取上述药液。穴位局部皮肤用碘伏或乙醇常规严格消毒，直视下采用无痛手法刺入穴位，至有酸胀感回抽无出血时即将药液缓慢注入双侧足三里及配穴。每穴位注射1ml，每日1次，7日为1个疗程，效果不明显者，5天后再行第二疗程。

5.2.2 技术二

取穴 睡眠穴（左天宗穴内侧 0.2~0.3cm 或左天宗穴位上常有明显敏感点）。

用药 维生素 B_1 注射液。

药物（器具）制备 一次性注射器（5ml）1支。

操作规程 一次性5ml注射器，抽取上述药液。穴位局部皮肤用碘伏或乙醇常规严格消毒，直视下采用无痛手法刺入穴位，至有酸胀感回抽无出血时即将药液缓慢注入。隔日1次，10次为1个疗程，疗程间休息7天，直到睡眠恢复。

5.2.3 技术三

取穴 安眠穴。

用药 当归注射液。

药物（器具）制备 一次性注射器（5ml）1支。

操作规程 一次性5ml注射器，抽取上述药液4ml。穴位局部皮肤用碘伏或乙醇常规严格消毒，直视下采用无痛手法刺入穴位，至有酸胀感回抽无出血时即将药液缓慢注入。左右两穴各2ml，每日或隔日1次，10次为1个疗程。

5.2.4 技术四

取穴 心俞、安眠、巨阙、中脘、足三里、肝俞、脾俞、厥阴俞、肾俞（双）。

用药 丹红注射液。

药物（器具）制备 一次性注射器（5ml）1支。

操作规程 一次性5ml注射器，抽取上述药液。穴位局部皮肤用碘伏或乙醇常规严格消毒，直视下采用无痛手法刺入穴位，至有酸胀感回抽无出血时即将药液缓慢注入。每穴位注射1ml，每次选2~3穴。隔日1次，10次为1个疗程。

5.2.5 技术五

取穴 心俞。

用药 10%葡萄糖液注射液1~3ml。

药物（器具）制备 一次性注射器（5ml）1支。

操作规程 一次性5ml注射器，抽取上述药液。穴位局部皮肤用碘伏或乙醇常规严格消毒，直视下采用无痛手法刺入穴位，至有酸胀感回抽无出血时即将药液睡前半小时缓慢注入。左右交替，每日1次，7次为1个疗程。适用于失眠症。多数患者于注射后1小时即有睡意随之安静入睡。

5.2.6 技术六

取穴 风池、三阴交。

用药 苯巴比妥钠注射液0.1g、0.9%氯化钠注射液2ml。

药物（器具）制备 一次性注射器（5ml）1支。

操作规程 一次性5ml注射器，抽取上述药液。穴位局部皮肤用碘伏或乙醇常规严格消毒，直视下采用无痛手法刺入穴位，至有酸胀感回抽无出血时即将药液睡前缓慢注入。每穴位注射0.5mg，3~5次为1个疗程。

5.2.7 技术七

取穴 足三里、神门。

用药 维生素B_{12}注射液。

药物（器具）制备 一次性注射器（5ml）1支。

操作规程 一次性5ml注射器，抽取上述药液。穴位局部皮肤用碘伏或乙醇常规严格消毒，直视下采用无痛手法刺入穴位，至有酸胀感回抽无出血时即将药液缓慢注入。每穴位注射0.5~1ml，每日1次，10次为1个疗程。

5.2.8 技术八

取穴 心俞、厥阴俞、足三里。

用药 黄芪注射液、当归注射液各2ml。

药物（器具）制备 一次性注射器（5ml）1支。

操作规程 一次性5ml注射器，抽取上述药液。穴位局部皮肤用碘伏或乙醇常规严格消毒，直视下采用无痛手法刺入穴位，至有酸胀感回抽无出血时即将药液缓慢注入。每穴位注入1ml，每日1次，左右穴交替使用，30次为1个疗程。

6 胃痛

6.1 胃痛的概述

6.1.1 胃痛的概念

胃痛，又称胃脘痛，是以上腹胃脘部近心窝处经常发生疼痛为主症的病证。

胃痛是临床常见病证，现代医学的急慢性胃炎、消化性溃疡、胃下垂、胃痉挛、胃黏膜脱垂症、胃神经官能症等疾病，以上腹部疼痛为主要临床表现时，均可参考本证辨证论治。

6.1.2 病因病理

(1) 西医病因病理

1）胃肠神经官能症：当大脑皮质功能紊乱（即支配胃的自主神经系统功能失调）就会引起胃痛。

2）胃及十二指肠溃疡：当季节变化，精神压力大，饮食不当，或有长期服用能致溃疡的药物，会使精神高度紧张，迷走神经过度兴奋，进而导致溃疡恶化，甚至发生急性穿孔。

(2) 中医病因病机

本病病因初则多由外邪、饮食、情志不遂所致，久则常见由实转虚，或虚实并见。本病病位在胃，与脾、肝、胆、肾均密切相关，其基本病机是胃气失和、气机不利、胃失濡养。

1）寒邪客胃：外感寒邪，脘腹受凉，寒邪内客于胃或过服寒凉，寒凉伤中，寒主收引，致胃气凝滞不通而发生疼痛。

2）饮食伤胃：饮食不节或过饥过饱，损伤脾胃内生食滞，致使胃中气机阻滞，胃气失而而发生疼痛。

3）肝气犯胃：肝为刚脏，性喜条达而主疏泄。若忧思恼怒，情志不遂，则气郁而伤肝，肝失疏泄，横逆犯胃，致气机阻滞，不通则痛。

4）脾胃虚弱：素体脾胃虚弱，或饥饱失常或劳倦过度，或久病脾胃受伤，或肾阳不足，失于温煦，均可引起脾胃虚弱，中焦虚寒，致胃失温养而痛；或热病伤阴，或胃热火郁，灼伤胃阴，或久用香燥理气之品，耗伤胃阴，胃失濡养，亦致疼痛此外，亦有过服寒凉药物，伤及脾胃之阳，而引起疼痛。

6.1.3 临床表现

胃痛其主要表现为上腹部疼痛。

1）急性胃炎：起病急，常因摄入对胃有不良刺激的药物或饮食等引起。上腹部疼痛，恶心、呕吐，可伴有腹泻。

2）慢性胃炎：起病缓慢，持续性上腹部隐痛、胀痛，食欲减退，消化不良，进食后上腹部不适。胃窦部胃炎者，可伴剑突下烧灼感，或反复出现消化道出血（黑便为主），但多可自动停止。

3）溃疡病：上腹部疼痛具有节律性，胃溃疡疼痛多在餐后 0.5~2 小时发作；十二指肠溃疡疼痛多在餐后 3~4 小时发作，进食后疼痛可减轻或完全消失。胃溃疡疼痛部位多在上腹部偏左；而十二指肠疼痛部位多在上腹部偏右。其疼痛性质可为隐痛、胀痛、钝痛、灼痛或剧痛。常伴有嗳气、反酸、饥饿感、恶心、呕吐等其他消化道症状。若并发上消化道出血时，可出现呕血、黑便；若并发穿孔时，可有上腹部剧痛、板状腹、休克等表现。

4）胃神经官能症：以上腹部疼痛不适，伴反酸，剑突下烧灼感，食后饱胀消化不良等胃部症状。常伴有神经性呕吐，特点是进食后呕吐，呕吐后即可进食。

6.1.4 临床诊断

(1) 西医诊断

1）胃脘部疼痛伴恶心、呕吐、嗳气、呃逆、嘈杂反酸，多有反复发作病史。

2）多因情志失调、饮食不节或劳累受寒等原因诱发。

(2) 中医诊断

1）寒邪客胃：胃痛暴作，恶寒喜暖，脘腹得温则痛减，遇寒加重，口淡不渴，喜热饮，苔薄白，脉弦紧。

2）饮食停滞：胃痛，脘腹胀满、嗳腐吞酸或吐不消化食物，其味腐臭，吐食或矢气后痛减，或大便不爽，苔厚腻，脉滑。

3）肝气犯胃：胃脘胀闷，攻撑作痛，脘痛连胁，嗳气频繁，大便不畅，遇烦恼郁怒则痛作或痛甚，苔薄白，脉弦。

4）肝胃郁热：胃脘灼痛，痛势急迫，烦躁易怒，反酸嘈杂，口干口苦，舌红苔黄，脉弦数。

5）瘀血停滞：胃脘疼痛，痛有定处而拒按，或痛有针刺感，食后加剧，入夜尤甚，或见吐血黑便，舌质紫暗或有瘀斑，脉涩。

6）湿热中阻：胃脘疼痛灼热嘈杂，口干口苦，渴不欲饮，头重如裹，身重肢倦，纳呆恶心，小便色黄，大便不畅，舌苔黄腻，脉象滑数。

7）胃阴亏虚：胃痛隐隐，似饥而不欲食，口燥咽干，大便干结，舌红少津，脉细数。

8）脾胃虚寒：胃痛隐隐，喜温喜按，空腹痛甚，得食痛缓，泛吐清水，纳差，神疲乏力，手足不温，大便溏薄，舌淡苔白脉虚弱。

6.2 穴位注射技术在胃痛中的临床应用

6.2.1 技术一

取穴 首选梁丘穴。寒邪犯胃加内关、公孙，肝气犯胃取太冲，肝胃郁热用内庭，脾胃虚寒取足三里。

用药 法莫替丁注射液加 0.9% 氯化钠注射液。

药物（器具）制备 一次性注射器（5ml）1 支。

操作规程 一次性 5ml 注射器，抽取上述药液混合后摇匀。穴位局部皮肤用碘伏或乙醇常规严格消毒，直视下采用无痛手法刺入穴位，至有酸胀感回抽无出血时即将药液缓慢注入 0.5~1ml。本方法适用于急性胃痛。

6.2.2 技术二

取穴 足三里、胃俞、脾俞。

用药 1% 盐酸普鲁卡因注射液、维生素 B_1 注射液、阿托品注射液。

药物（器具）制备 一次性注射器（5ml）1 支。

操作规程 一次性 5ml 注射器，抽取上述任一种药液。穴位局部皮肤用碘伏或乙醇常规严格消毒，直视下采用无痛手法刺入穴位，至有酸胀感回抽无出血时即将药液缓慢注入，每穴位注射 1ml。隔日 1 次，5 次为 1 个疗程。

6.2.3 技术三

取穴 足三里（双）、中脘、胃俞（右）、脾俞（右），配穴：腹胀者配阴陵泉，恶心者配肩井，呕吐者配内关。

用药 维生素 B_{12} 注射液 250μg 加维生素 B_1 注射液 100mg。

药物（器具）制备 一次性注射器（5ml）1 支。

操作规程 一次性 5ml 注射器，抽取上述药液。穴位局部皮肤用碘伏或乙醇常规严格消毒，直视下采用无痛手法刺入穴位，至有酸胀感回抽无出血时即将药液缓慢注入。每穴位注射 0.5ml 左右，每次选 3~5 个穴位，每日 1 次，每 10 次为 1 个疗程。

6.2.4 技术四

取穴 中脘、胃俞（双）、足三里（双）。

用药 西咪替丁注射液 2ml。

药物（器具）制备 一次性注射器（5ml）1 支。

操作规程 一次性 5ml 注射器，抽取上述药液。穴位局部皮肤用碘伏或乙醇常规严格消毒，直视下采用无痛手法刺入穴位，至有酸胀感回抽无出血时即将药液缓慢注入。第 1 天取穴中脘、右胃俞、左足三里，第 2 天取穴左胃俞、右足三里，交替进行，连续 4 周为 1 个疗程。

6.2.5 技术五

取穴 脾俞、胃俞。

用药 1% 普鲁卡因注射液。

药物（器具）制备 一次性注射器（5ml）1 支。

操作规程 一次性 5ml 注射器，抽取上述药液。穴位局部皮肤用碘伏或乙醇常规严格消毒，直视下采用无痛手法刺入穴位，至有酸胀感回抽无出血时即将药液缓慢注入。每穴位注入 5ml，每日 1 次。

6.2.6 技术六

取穴 胃俞、脾俞、相应夹脊穴、中脘、内关、足三里。

用药 红花注射液。

药物（器具）制备 一次性注射器（5ml）1 支。

操作规程 一次性 5ml 注射器，抽取上述药液。穴位局部皮肤用碘伏或乙醇常规严格消毒，直视下采用无痛手法刺入穴位，至有酸胀感回抽无出血时即将药液缓慢注入。每次选 1~3 穴，每次每穴位注射 0.3~0.5ml，每日 1 次，7 次为 1 个疗程。

6.2.7 技术七

取穴 内关、公孙、足三里、胃俞。

用药 阿托品注射液 0.5mg、山莨菪碱注射液 10mg、1% 普鲁卡因注射液。

药物（器具）制备 一次性注射器（5ml）1 支。

操作规程 一次性 5ml 注射器，抽取上述药液。穴位局部皮肤用碘伏或乙醇常规严格消毒，直视下采用无痛手法刺入穴位，至有酸胀感回抽无出血时即将药液缓慢注入。每次取两穴，每穴位内注射 1ml，各穴位轮流左右交替使用，每日 1 次，10 次为 1 个疗程。

6.2.8 技术八

取穴 脾俞、胃俞，无反酸加足三里，反酸加梁丘。肝俞、内关、中脘、关元。

用药 20% 人胎盘组织液 2ml，维生素 B_{12} 注射液 2ml。

药物（器具）制备 一次性注射器（5ml）1 支。

操作规程 一次性 5ml 注射器，抽取上述药液混合摇匀。穴位局部皮肤用碘伏或乙醇常规严格消毒，直视下采用无痛手法刺入穴位，至有酸胀感回抽无出血时即将药液缓慢注入。每日 1 次，10 次为 1 个疗程，两组穴位交替使用，疗程间隔 7 日。用于治疗胃脘痛。

7 泄泻

7.1 泄泻的概述

7.1.1 泄泻的概念

泄泻是指以排便次数增多，粪便稀薄，甚则如水样为主症的病证。古人以大便溏薄而势缓者为泄，大便清稀如水而直下者为泻。

西医学的多种疾病，如急慢性肠炎、肠结核、肠功能紊乱、肠易激综合征、吸收不良综合征、过敏性结肠炎等病，以泄泻为主症时，均可参考本证辨证论治。

7.1.2 病因病理

（1）西医病因病理

1）泄泻常见原因有饮食不洁导致细菌、病毒、寄生虫感染。

2）肠道炎症性病变如慢性非特异性溃疡性结肠炎、及慢性结肠炎、肠道克罗恩病。

3）肠道肿瘤，如结肠癌、小肠恶性淋巴瘤等。

4）缺血性小肠、结肠炎。

5）肠道本身黏膜病变，如成人乳糜泻（原发性吸收不良综合征）、维普耳（Whipple）病。

6）肠道运转功能缺陷：葡萄糖-半乳糖吸收不良症；某些抗生素、洋地黄类药物等影响细胞膜电解质运转。

7）消化酶缺乏，如萎缩性胃炎、胃癌、胃切除术后等所致的胃酸缺乏；慢性胰腺炎及胰腺癌晚期，胰腺分泌缺乏；慢性胆囊炎、重症肝病的胆汁形成减少或引流不畅。

8）食物过敏性慢性腹泻。

9）肠易激综合征因肠道运动加速之故。

10）全身性疾病，如甲状腺功能亢进症、慢性肾上腺皮质功能减退症、垂体功能（前叶）减退症、甲状旁腺功能减退症、类癌综合征、舒血管肠肽瘤、胃泌素瘤、甲状腺髓质癌、糖尿病、淀粉样变性、结缔组织疾病、免疫缺陷性疾病。

(2) 中医病因病机

泄泻的病因是多方面的主要有感受外邪,饮食所伤,情志失调,脾胃虚弱,命门火衰等。

1) 感受外邪:外感寒、湿、暑、热之邪均可引起泄泻,其中以湿邪为主。因脾喜燥恶湿,故湿邪最易伤脾,脾伤水湿不运,清浊混下,导致泄泻。

2) 饮食所伤:饮食不节,暴饮暴食,造成宿食停滞;饮食不洁,误食生冷不洁之物,影响运化功能;恣食油腻肥甘,阻碍脾胃正常的运化功能,均能引起泄泻。

3) 肝郁乘脾:情志失调,肝气郁结,横逆犯脾,使脾胃运化失常,水湿下注,引起泄泻。

4) 脾胃虚弱:感受外邪,或七情劳倦所伤,或久泄不已,均可导致脾胃虚弱,阳气不足,升降失常,运化无权,则水湿精微下注,形成泄泻。

5) 命门火衰:年老体弱,肾气不足;或久病之后,肾阳受损;或房事无度,命门火衰、脾失温煦,运化失职,水谷不化,而成泄泻。

6) 泄泻的基本病机是脾虚湿盛致使脾失健运,大小肠传化失常,升降失调,清浊不分。脾虚湿盛是导致本病发生的关键因素。外感以湿邪为主,内伤以脾虚为关键,其他脏腑只有影响脾的运化功能才能导致泄泻。泄泻的病位在肠,病变脏腑在脾胃,与肝肾相关。

7.1.3　临床表现

1) 急性发病者:突然发生腹痛腹泻,大便呈水样,一日数次至十数次,或吐泻交作,常伴全身不适,严重者可致脱水、电解质紊乱、休克等。

2) 慢性发病者:初起症状往往是大便带血或腹泻,大便不成形,内有黏液或脓血。有持续性或反复发作性下腹部痛或左下腹痛。严重时可有发热、恶心呕吐、食欲减退、贫血及消瘦等全身症状。

7.1.4　临床诊断

(1) 西医诊断

1) 临床症状:急性发病者,突然发生腹痛腹泻,大便呈水样,一日数次至十数次,或吐泻交作,常伴全身不适,严重者可致脱水、电解质紊乱、休克等;初起症状往往是大便带血或腹泻,大便不成形,内有黏液或脓血。有持续性或反复发作性下腹痛或左下腹痛。严重时可有发热、恶心呕吐、食欲减退、贫血及消瘦等全身症状。

2) 常有外感或不洁饮食史或反复急性发作史。

3）查体可见左下腹或全腹部压痛，肠鸣音亢进，甚者可扪及痉挛状结肠段。

4）实验室检查：在本病发作期，血常规有白细胞及中性粒细胞增多现象。粪便中有脓细胞、红细胞。

5）乙状结肠镜活组织检查多为非特异性炎症变化和纤维瘢痕，同时可见糜烂及上皮变化等。

6）X线检查时钡剂灌肠可见病变部位结肠黏膜紊乱，结肠袋形加深或消失，肠壁痉挛，后期可见结肠缩短，管腔狭窄，息肉形成的充盈缺损等。

(2) 中医诊断

1）寒湿泄泻：大便清稀或溏薄，甚至水样，腹痛肠鸣，得热较舒。胸脘痞闷，舌苔白腻，脉濡缓。或兼有恶寒发热，鼻塞头痛，肢节酸楚等表证。

2）湿热泄泻：发病急迫，大便黄褐而臭，或大便稀薄，甚至如水，肛门灼热，小便短赤，兼腹痛，烦热，口苦口干，呕吐，舌苔多黄或黄腻，脉象濡数或滑数。

3）伤食泄泻：脘腹胀满、呕嗳腐气，食欲不振，腹痛泄泻，泻后胀痛得减，大便臭如败卵，舌苔腐腻，脉滑数。

4）肝气乘脾：平时胸胁胀满，嗳气食少，每因抑郁恼怒或情绪紧张之时，发生腹痛泄泻，舌淡红，脉弦。

5）脾胃虚弱：大便溏薄或呈水样或为不消化食物，食欲不振，食后脘闷不舒，稍有饮食不慎或进油腻即泄泻，兼有形寒肢冷，少气乏力，面色萎黄，精神倦怠，或有脱肛，舌淡苔白，脉缓弱。

6）命门火衰：黎明之前即脐周肠鸣作痛，肠鸣即泄，便后痛减，大便稀薄，完谷不化。兼见腹部畏寒喜暖，时或作胀，形寒肢冷，面白少华，舌淡苔白，脉沉细。

7.2　穴位注射技术在泄泻中的临床应用

7.2.1　技术一

取穴　长强穴、天枢穴。

用药　维生素 B_{12} 注射液。

药物（器具）制备　一次性注射器（5ml）1 支。

操作规程　一次性 5ml 注射器，抽取药液 1ml。穴位局部皮肤用碘伏或乙醇常规严格消毒，直视下采用无痛手法刺入穴位，至有酸胀感回抽无出血时即将药液缓慢注入。每日注射 1 次。

7.2.2 技术二

取穴 长强穴。

用药 盐酸山莨菪碱注射液 5mg 加 0.9% 氯化钠注射液 0.5ml。

药物（器具）制备 一次性注射器（5ml）1 支。

操作规程 一次性 5ml 注射器，抽取药液 1ml。穴位局部皮肤用碘伏或乙醇常规严格消毒，直视下采用无痛手法刺入穴位，至有酸胀感回抽无出血时即将药液缓慢注入。每日注射 1 次。

7.2.3 技术三

取穴 天枢、足三里。

用药 维生素 B_1 注射液。

药物（器具）制备 一次性注射器（5ml）1 支。

操作规程 一次性 5ml 注射器，抽取药液 2ml。穴位局部皮肤用碘伏或乙醇常规严格消毒，直视下采用无痛手法刺入穴位，至有酸胀感回抽无出血时即将药液缓慢注入。每日 1 次。每次注射 0.5ml，5 次为 1 个疗程。

7.2.4 技术四

取穴 大肠俞、足三里。

用药 小檗碱注射液。

药物（器具）制备 一次性注射器（5ml）1 支。

操作规程 一次性 5ml 注射器，抽取药液 1ml。穴位局部皮肤用碘伏或乙醇常规严格消毒，直视下采用无痛手法刺入穴位，至有酸胀感回抽无出血时即将药液缓慢注入。每日注射 1 次。每次双侧大肠俞或双侧足三里，交替使用。

7.2.5 技术五

取穴 足三里穴。

用药 庆大霉素 8 万 U 或山莨菪碱注射液 10 mg。

药物（器具）制备 一次性注射器（5ml）1 支。

操作规程 一次性 5ml 注射器，抽取药液 1ml。穴位局部皮肤用碘伏或乙醇常规严格消毒，直视下采用无痛手法刺入穴位，至有酸胀感回抽无出血时即将药液缓慢注入。每日注射 1 次。

注意事项 适用于急性泄泻。

7.2.6 技术六

取穴 大肠俞穴。

用药 用转移因子 3mg 加 0.9%氯化钠注射液 2ml。

药物（器具）制备 一次性注射器（5ml）1 支。

操作规程 一次性 5ml 注射器，抽取药液 1ml。穴位局部皮肤用碘伏或乙醇常规严格消毒，直视下采用无痛手法刺入穴位，至有酸胀感回抽无出血时即将药液缓慢注入。每穴位注射 1ml，每日 1 次，3 次为 1 个疗程。

注意事项 适用于病毒性肠炎。

7.2.7 技术七

取穴 脾俞、大肠俞、足三里、上巨虚穴。

用药 用胎盘组织液 2ml、黄芪注射液 4ml、维生素 B_{12} 注射液 100μg。

药物（器具）制备 一次性注射器（5ml）1 支。

操作规程 一次性 5ml 注射器，抽任一药液 1ml。穴位局部皮肤用碘伏或乙醇常规严格消毒，直视下采用无痛手法刺入穴位，至有酸胀感回抽无出血时即将药液缓慢注入。隔日注射 1 次，10 次为 1 个疗程，双侧穴位交替使用。

7.2.8 技术八

取穴 脾俞、足三里。

用药 维生素 B_{12} 注射液 2ml、维生素 B_1 注射液 100mg、10% 葡萄糖液 10ml。

药物（器具）制备 一次性注射器（5ml）1 支。

操作规程 一次性 5ml 注射器，抽取上述药液。穴位局部皮肤用碘伏或乙醇常规严格消毒，直视下采用无痛手法刺入穴位，至有酸胀感回抽无出血时即将药液缓慢注入。每日 1 次。配合用葛根芩连汤加减煎汤 200ml，加地塞米松 5mg、庆大霉素 16 万 U 保留灌肠，10 次为 1 个疗程。

7.2.9 技术九

取穴 足三里、三阴交。

用药 维生素 B_{12} 注射液、维生素 B_1 注射液。

药物（器具）制备 一次性注射器（5ml）1 支。

操作规程 一次性 5ml 注射器，抽取药液。穴位局部皮肤用碘伏或乙醇常规严格消毒，直视下采用无痛手法刺入穴位，至有酸胀感回抽无出血时即将药液缓慢注入。每 3 日 1 次，1 个月为 1 个疗程，并配合中药灌肠。

7.2.10　技术十

取穴　天枢、足三里、关元。

用药　维生素 B_{12} 注射液、当归注射液、山莨菪碱注射液。

药物（器具）制备　一次性注射器（5ml）1 支。

操作规程　一次性 5ml 注射器，抽取药液。穴位局部皮肤用碘伏或乙醇常规严格消毒，直视下采用无痛手法刺入穴位，至有酸胀感回抽无出血时即将药液缓慢注入。每穴位注药 1~1.5ml，3 日 1 次，45 日为 1 个疗程。

注意事项　同时口服中药汤剂效果更佳。

8 淋证

8.1 淋证的概述

8.1.1 淋证的概念

淋证是指以小便频数短涩，淋沥刺痛，小腹拘急引痛为主症的病证。

现代医学中的急慢性尿路感染、泌尿系统结核、尿路结石、急慢性前列腺炎，乳糜尿以及尿道综合征等疾病，凡是具有淋证特征者，均可参照本节内容辨证论治。

8.1.2 病因病理

(1) 西医病因病理

1）病因：任何致病菌侵入泌尿系统都可引起感染，其中由革兰阴性菌属引起的约占75%，革兰阳性菌属约占25%。革兰阴性菌属中以大肠杆菌最为常见，约占80%，其次是副大肠杆菌、变形杆菌、产气杆菌、产碱杆菌、铜绿假单胞菌等。革兰阳性菌属中以葡萄球菌最为常见，亦可见于粪链球菌和肠球菌。泌尿系统感染可由一种或多种细菌引起，偶可由真菌、病毒引起。

2）易感因素：包括尿路梗阻、尿路损伤、尿路畸形，以及女性尿路解剖生理特点、机体抵抗力降低（全身性疾病，如糖尿病、高血压病、慢性肾疾病、慢性腹泻、长期服用肾上腺皮质激素等）、遗传因素所致尿路黏膜局部抗尿路感染能力缺陷。

3）感染途径：上行感染、血行感染、淋巴道感染、直接感染等。

4）机体抗病能力：并非细菌进入膀胱后都引起尿路感染，这是因为人体对细菌入侵尿路有一定的自卫能力。

5）细菌致病力：细菌进入膀胱后是否发病，还与其致病力有关。

6）病理：泌尿系统感染的部位不同，病理解剖改变的差异很大。急性肾盂肾炎病变可为单侧或双侧，肾盂肾盏黏膜充血水肿，表面有脓性分泌物，黏膜下可散在细小的炎症病灶，严重者炎症可融合成小脓疡。镜下可见病灶内有肾小管上皮细胞肿胀、坏死、脱落，间质内有白细胞浸润和小脓肿形成；肾小球一般形态正常。下尿路感染没有发生解剖形态的变化，只有下尿路黏膜浅表的炎症、充血，可于短期内随菌尿的消失而消退。

（2）中医病因病机

1）外感湿热：下阴不洁，秽浊之邪从下侵入机体，上犯膀胱，或由小肠邪热、心经火热、下肢丹毒等其他外感之热邪传入膀胱。湿热邪气蕴结膀胱，气化失司，水道不利发为淋证。

2）饮食不节：过食辛热肥甘之品，或嗜酒太过，脾胃运化失常，积湿生热，下注膀胱，乃成淋证。

3）情志失调：郁怒伤肝，肝气郁结，气滞血瘀，脉络瘀阻或气郁化火，气火郁于下焦，导致膀胱气化失司，而成淋证。

4）肾气亏虚：禀赋不足或劳伤久病，或房事不节，多产多育，或久淋不愈，耗伤正气，或妊娠、产后脾肾气虚，皆可使外邪乘虚侵袭膀胱，而致本病。

淋证的成因虽有内、外因之分，但其基本病理变化为湿热蕴结下焦，肾与膀胱气化不利。淋证的病理性质有实、有虚，且多见虚实夹杂之证。

8.1.3 临床表现

淋证以小便频急，滴沥不尽，尿道涩痛，小腹拘急，痛引腰腹为基本特征。其起病或急或缓，其病程或长或短，长者久淋不已，时作时止，遇劳即发。小便频急者每日小便可达数十次，而每次尿量较少，或伴有发热，小便热赤；或小便排出砂石，排尿时尿流中断，腰腹部绞痛难忍；或尿中带血或夹有血块；或小便混浊如米泔或滑腻如脂膏，种种不一。病久或反复发作后，常伴有低热、腰痛、小腹坠胀、疲劳等症。

8.1.4 临床诊断

（1）西医诊断

1）具有淋证的小便频急，滴沥不尽，尿道涩痛，小腹拘急，痛引腰腹等基本临床特征。尚可有各种淋证各自的特征。

2）病久或反复发作后，常伴有低热、腰痛、小腹坠胀、疲劳等症。

3）多见于已婚女性，每因劳累过度，情志变化，感受外邪而诱发。

4）结合有关检查，如尿常规、尿细菌培养、X 线腹部摄片、肾盂造影、双肾及膀胱 B 超、膀胱镜等，可明确诊断。

（2）中医诊断

1）热淋：小便频数短涩，灼热刺痛，溺色黄赤，少腹拘急胀痛，或有发热恶寒、口苦、呕恶，或有腰痛拒按，或有大便秘结，苔黄腻，脉滑数。

2）石淋：实证表现为尿中夹砂石，排尿涩痛、或排尿时突然中断，尿道急迫疼痛，少腹拘急，往往突发，一侧腰腹绞痛难忍甚则牵及外阴，尿中带血，舌红，苔薄黄，脉弦或带数；虚证表现为病久砂石不去，可伴见面色少华，精神委顿，少气乏力，舌淡边有齿印，脉细而弱，或腰腹隐痛，手足心热，舌红少苔，脉细数。

3）血淋：实证表现为小便热涩刺痛，尿色深红，或夹有血块，疼痛满急加剧，或见心烦，舌尖红，苔黄，脉滑数；虚证表现为尿色淡红，尿痛涩滞不显著，腰膝酸软，神疲乏力，舌红少苔，脉细数。

4）气淋：实证表现为郁怒之后，小便涩滞，淋沥不尽，少腹胀满疼痛，苔薄白，脉弦；虚证表现为小便涩滞不畅，余沥难尽，小腹坠胀，空痛喜按，不耐劳累，面色㿠白，少气懒言，舌质淡，脉细无力。

5）膏淋：实证表现为小便混浊，乳白或如米汤水，上有浮油，置之沉淀，或伴有絮状凝块物，或混有血液、血块，尿道热涩疼痛，尿时阻塞不畅，口干，舌质红，苔黄腻，脉濡数；虚证表现为膏淋病久不已，反复发作，淋出如脂，涩痛不甚，形体日见消瘦，头昏无力，腰膝酸软，舌淡，苔腻，脉细无力。

6）劳淋：小便不甚赤涩，溺痛不甚，但淋沥不尽，时作时止，遇劳即发，腰膝酸软，神疲乏力，病程缠绵，舌质淡，脉细弱。

8.2　穴位注射技术在淋证中的临床应用

8.2.1　技术一

取穴　三阴交（双）、曲池（双）。

用药　庆大霉素注射液。

药物（器具）制备　一次性注射器（5ml）1支。

操作规程　一次性5ml注射器，抽取上述药液。穴位局部皮肤用碘伏或乙醇常规严格消毒，直视下采用无痛手法刺入穴位，至有酸胀感回抽无出血时即将药液缓慢注入0.5ml。每日1次，3天为1个疗程，必要时可重复1~2个疗程。适用于急性泌尿系统感染。

8.2.2　技术二

取穴　中极、足三里、三阴交、关元。

用药　山莨菪碱注射液10~20mg。

药物（器具）制备　一次性注射器（5ml）1支。

操作规程　一次性5ml注射器，抽取上述药液。穴位局部皮肤用碘伏或乙醇常规严格消毒，直视下采用无痛手法刺入穴位，至有酸胀感回抽无出血时即将药液缓慢注入 1~5ml。每日 1 次，6 天为 1 个疗程。用于治疗尿道综合征。

8.2.3 技术三

取穴 甲组：大横（双）、气海、关元、中极；乙组：肾俞（双）、志室（双）、上髎（双）。

用药 1%普鲁卡因液注射液 20ml 或黄芪注射液 2ml。

药物（器具）制备 一次性注射器（5ml）1 支。

操作规程 一次性 5ml 注射器，抽取上述药液。穴位局部皮肤用碘伏或乙醇常规严格消毒，直视下采用无痛手法刺入穴位，至有酸胀感回抽无出血时即将药液缓慢注入 2~5ml。单日注射甲组穴位，双日注射乙组穴位，20 天为 1 个疗程。适用于膏淋。

注意事项 普鲁卡因需要做皮试。

8.2.4 技术四

取穴 耳穴：肾、膀胱、皮质下、神门、枕、内分泌，根据辨证有的可加三阴交、阳陵泉穴。

用药 维生素 B_{12} 注射液 100μg、维生素 B_1 注射液 1ml。

药物（器具）制备 一次性注射器（5ml）1 支。

操作规程 一次性 5ml 注射器，抽取上述药液。耳穴乙醇消毒，快速进针，每次每穴位注射 0.1~0.2ml 两种药物的混合液，每次取 2~3 穴，左右侧耳轮流注射，余液肌内注射，每日 1 次，10 次为 1 个疗程。

8.2.5 技术五

取穴 耳穴：肾、膀胱、皮质下、神门。

用药 维生素 B_{12} 注射液 100μg、维生素 B_1 注射液 1ml。

药物（器具）制备 一次性注射器（5ml）1 支。

操作规程 一次性 5ml 注射器，抽取上述药液。每次取一侧耳壳的 4 穴，常规消毒，每穴位注药 0.1ml，每日 1 次，左右交替使用，8 天为 1 个疗程，疗程间休 3 天。适用于膏淋。

8.2.6 技术六

取穴 肾俞、三焦俞。

用药 维生素 B_{12} 注射液 100μg、维生素 B_1 注射液 1ml。

药物（器具）制备 一次性注射器（5ml）1 支。

操作规程 一次性 5ml 注射器，抽取上述药液。穴位局部皮肤用碘伏或乙醇常规严格消毒，直视下采用无痛手法刺入穴位，至有酸胀感回抽无出血时即将药液缓慢注入。青霉素注入肾俞、每侧穴位注射 2 万 U，将链霉素或庆大霉素注入三焦俞，每侧穴位注射 0.625g，每日 1 次，10 次为 1 个疗程。适用于肾盂肾炎。

注意事项 注射前先做青霉素、链霉素皮肤过敏试验。

8.2.7 技术七

取穴 关元、足三里、肾俞；中极、三阴交、曲池。

用药 针对性选用显效抗生素加维生素 B_{12} 注射液混合液。

药物（器具）制备 一次性注射器（5ml）1 支。

操作规程 一次性 5ml 注射器，抽取上述药液。穴位局部皮肤用碘伏或乙醇常规严格消毒，直视下采用无痛手法刺入穴位，至有酸胀感回抽无出血时即将药液缓慢注入。每穴位注射 0.5~1ml，每日 1 次，两组穴交替使用。

8.2.8 技术八

取穴 1 组：归来（双）、三阴交（双）；2 组：会阴、次髎（双）。

用药 复方丹参注射液 4ml。

药物（器具）制备 一次性注射器（5ml）1 支。

操作规程 一次性 5ml 注射器，抽取上述药液。穴位局部皮肤用碘伏或乙醇常规严格消毒，直视下采用无痛手法刺入穴位，至有酸胀感回抽无出血时即将药液缓慢注入。归来穴进针 1~1.5 寸，每穴位注药 1ml，双侧三阴交进针 1.5~2 寸，注药 1ml，隔日注射第 2 组穴，取截石位消毒后刺入会阴穴 1~1.5 寸，得气后注入药液 2ml，变换俯卧位消毒后刺入双侧次髎 3~3.5 寸，每穴位注射 1ml，两组交替隔日 1 次，10 次为 1 个疗程，休息 3 天。

8.2.9 技术九

取穴 主穴：肾俞、关元、阴陵泉。配穴：足三里、三阴交、阳陵泉、交信、大横、腹结、中极、环跳。

用药 10% 葡萄糖注射液。

药物（器具）制备 一次性注射器（5ml）1 支。

操作规程 一次性 5ml 注射器，抽取上述药液。穴位局部皮肤用碘伏或乙醇常规严格消毒，直视下采用无痛手法刺入穴位，至有酸胀感回抽无出血时即将药液缓慢注入。每次取 4 穴，每穴位注射 2~8ml。每日或隔日 1 次，3 次为 1 个疗程。用于石淋。

8.2.10 技术十

取穴 箕门（双）、阴陵泉（双）。

用药 哌替啶注射液、注射用水。

药物（器具）制备 一次性注射器（5ml）1 支。

操作规程 一次性 5ml 注射器，抽取哌替啶注射液 10~15mg，用注射用水 4ml 稀释。穴位局部皮肤用碘伏或乙醇常规严格消毒，直视下采用无痛手法刺入穴位，至有酸胀感回抽无出血时即将药液缓慢注入。用于石淋。

8.2.11 技术十一

取穴 肾俞、膀胱俞、关元、中极、三阴交穴。

用药 当归注射液或丹参注射液。

药物（器具）制备 一次性注射器（5ml）1 支。

操作规程 一次性 5ml 注射器，抽取药物。穴位局部皮肤用碘伏或乙醇常规严格消毒，直视下采用无痛手法刺入穴位，至有酸胀感回抽无出血时即将药液缓慢注入 0.5~1ml。每次取 2~3 穴，每日或隔日 1 次，10 次为 1 个疗程。用于淋证。

8.2.12 技术十二

取穴 曲骨、中极、肾俞、大巨。

用药 庆大霉素 4 万 U 或青霉素 40 万 U 分别加注射用水至 4ml。

药物（器具）制备 一次性注射器（5ml）1 支。

操作规程 一次性 5ml 注射器，抽取上述药物混合摇匀。穴位局部皮肤用碘伏或乙醇常规严格消毒，直视下采用无痛手法刺入穴位，至有酸胀感回抽无出血时即将药液缓慢注入 0.5~1ml。每次取 2 穴，穴位轮流交替使用，每日 1 次，10 次为 1 个疗程。

8.2.13 技术十三

取穴 气海、关元、中极。

用药 胎盘组织液 2ml、复方当归注射液 4ml、1% 普鲁卡因注射液 1ml。

药物（器具）制备 一次性注射器（5ml）1 支。

操作规程 一次性 5ml 注射器，抽取上述药物混合摇匀。穴位局部皮肤用碘伏或乙醇常规严格消毒，直视下采用无痛手法刺入穴位，至有酸胀感回抽无出血时即将药液缓慢注入 0.5~1ml。取 1 穴，进针有针感后，将上药的混合液注入 1

穴中，3 穴轮番使用，每日 1 次，10 次为 1 个疗程。

8.2.14 技术十四

取穴 曲池。

用药 安痛定注射液 2ml、地塞米松注射液 5mg。

药物（器具）制备 一次性注射器（5ml）1 支。

操作规程 一次性 5ml 注射器，抽取上述药物混合摇匀。穴位局部皮肤用碘伏或乙醇常规严格消毒，直视下采用无痛手法刺入穴位，至有酸胀感回抽无出血时即将药液缓缓注入 1.5ml。注射 30 分钟内出汗，体温开始下降，在 1 小时内体温可降至正常。如翌日体温又升可再行穴位注射 1 次。用于热淋症。

9 高血压病

9.1 高血压病的概述

9.1.1 高血压病的概念

高血压病又称原发性高血压，是一种主要由于高级神经中枢功能失调引起的全身性疾病。临床表现为血压升高，或神经功能失调综合征，晚期可导致心、脑、肾等器官病变。高血压也可作为某种疾病的一种症状，如肾、内分泌、颅内疾病等发生高血压，称为继发性或症状性高血压。高血压是多种心、脑血管疾病的重要病因和危险因素，影响重要脏器如心、脑、肾的结构和功能，最终导致这些器官的功能衰竭。迄今仍是心血管疾病死亡的主要原因之一。

本症依据临床主要证候、病程、转归及并发症，属于中医"头痛"、"眩晕"、"肝风"范畴。

9.1.2 病因病理

(1) 西医病因病理

1) 病因：原发性高血压的病因尚未明了。高血压是遗传易感性和环境因素相互作用的结果，具有明显的家族聚集性，约60%的高血压患者可询问到高血压家族史。环境因素包括饮食中钠盐过多及低钙饮食、精神应激、超重或肥胖、服避孕药、阻塞性睡眠呼吸暂停综合征。目前，高血压的发病机制较集中在以下几个环节：交感神经系统活性亢进；肾性水钠潴留；肾素-血管紧张素-醛固酮系统激活；细胞膜离子转运异常；胰岛素抵抗；上述因素共同促进全身细小动脉痉挛，外周阻力增加血容量增多，血压升高。

2) 病理变化：高血压早期无明显病理改变。长期高血压引起全身小动脉病变，表现为小动脉中层平滑肌细胞增生和纤维化管壁增厚，管腔狭窄，导致重要靶器官如心、脑、肾缺血损伤。①心脏：主要是左心室肥厚和扩大，称高血压心脏病，最终导致心力衰竭。长期高血压常合并冠状动脉粥样硬化和微血管病变。②脑：脑部小动脉硬化及血栓形成可致腔隙性脑梗死。长期高血压使脑血管发生缺血、变性形成微动脉瘤，破裂时发生脑出血。高血压促使脑动脉粥样硬化，可并发脑血栓形成。急性血压升高时可引起脑小动脉痉挛、缺血、渗出，导致高血压脑病。③肾：高血压使肾小球内囊压力升高，肾小球纤维化、萎缩，最终导致肾衰竭。④视网膜：视网膜小动脉早期发生痉挛，随病程进展出现硬化改变，血压急骤升高可引起视网膜渗出和出血等。

（2）中医病因病机

1）情志失调：精神紧张或忧郁太过，肝失调达，肝郁化火，或恼怒伤肝，肝阳上亢，清空被扰，发为眩晕；头痛思虑伤脾，化源不足，清空失养，发为眩晕；头痛惊恐伤肾，肾精不足，髓海失养，发为眩晕。

2）饮食不节：饥饱无度或膏粱厚味，损伤脾胃，水湿内停，聚而生痰，痰饮水湿，上犯头目；或饮食不足，清空失养，发为眩晕、头痛。

3）久病过劳：久病、过劳均可导致气血不足，清空失养，发为眩晕、头痛。

4）肾精亏损：先天禀赋不足或年老肾精亏虚，髓海不足，脑失所养亦致眩晕。

高血压患者随病程的延续，病情进一步发展，殃及血分，可致血行不畅，瘀血阻络久病不愈，可致阴损及阴阳两虚，并累及心、脑、肾，出现中风、胸痹心痛、喘证、水肿等危症。

9.1.3 临床表现

（1）症状

多为中年以后起病，有家族史者发病年龄可较轻。起病缓慢、渐进，一般缺乏特殊的临床表现。常见症状有头晕、头痛、头胀、颈部拘紧感，耳鸣、疲劳、心悸、健忘、注意力不集中、失眠、四肢麻木等，呈轻度持续性，在紧张或劳累后加重，不一定与血压水平有关。多数症状可自行缓解。也可出现视力模糊、鼻出血等症状。约1/5患者无症状，仅在测量血压时或发生心、脑、肾并发症时才被发现。

（2）体征

血压随季节、昼夜、情绪等因素有较大波动。冬季血压较高，夏季较低；一般夜间血压较低，清晨起床活动后血压迅速升高，形成血压高峰。听诊可有主动脉瓣区第二心音亢进，收缩期杂音或收缩早期喀喇音，少数患者在颈部或腹部可听到血管杂音。

（3）急进型高血压

急进型高血压仅占高血压病患者的1%~5%，发病可较急骤，也可在发病前有病程不一的缓进型高血压病史。男女比例约3：1，多在青中年发病。临床表现基本上同缓进型高血压病相似，但症状明显，表现为头痛、视物模糊、眼底出血、渗出和视乳头水肿，肾损害突出，持续蛋白尿、血尿与管型尿。舒张压持续在 17.3kPa（130mmHg）病情进展迅速，如不及时有效降压治疗，常死于肾衰竭、脑卒中或心力衰竭。

（4）实验室和辅助检查

1）尿常规：早期正常，晚期肾功能受损时尿相对密度逐渐下降，有少量尿蛋白、红细胞，偶有管型。

2）血液生化：早期无异常，晚期肾功能受损时血肌酐、尿素氮升高，内生肌酐清除率下降。血清总胆固醇、三酰甘油、低密度脂蛋白可增高。

3）心电图：高血压心脏病时心电图示左心室肥厚、劳损。

4）X 线检查：主动脉迂曲延长，左心室增大，呈靴形心改变。

5）超声心动图：左心室壁厚度增加，也可表现为非对称性室间隔肥厚二尖瓣收缩期前向。

9.1.4　临床诊断

（1）西医诊断

WHO 及若干其他国家诊断标准：

1）收缩压高于或等于 140mmHg，舒张压高于或等于 90mmHg。

2）凡舒张压大于 85mmHg，而小于 89mmHg，或收缩压大于 130mmHg，而小于 139mmHg 为临界高血压。

3）急进型高血压血压显著而持久升高，舒张压可持续高达 130mmHg 以上，很快发生心、脑、肾并发症。

4）须与以下症状性高血压相鉴别：急性肾小球肾炎、慢性肾盂肾炎、肾动脉狭窄、嗜铬细胞瘤、原发性醛固酮增多症、妊娠高血压综合征、多囊肾等。

（2）中医诊断

1）肝阳上亢：头痛头晕，面红目赤，烦躁易怒，口苦口干，便秘尿赤，舌苔黄厚或黄腻，脉弦或弦数有力。

2）阴虚阳亢：头晕头痛，头重脚轻，耳鸣眼花，失眠健忘，心悸多梦，腰膝酸软，五心烦热，舌质红或暗红，舌苔薄白或薄黄，脉弦细或细数。

3）肝肾阴虚：头晕眼花，目涩而干，耳鸣乏力，腰膝酸软，足跟痛，夜尿频数，舌质红或红绛，无苔或少苔，脉沉细或脉细弱，尺脉尤甚。

4）阴阳两虚：头晕眼花，耳鸣腰酸，腿软无力，心悸气短，肢冷麻木，腹胀、腹泻，阳痿、早泄，舌质淡或红，无苔或少苔，脉结代尺弱。

5）冲任失调：头晕耳鸣，烦躁易怒，手足心热，记忆力减退，心慌气短，失眠多梦，月经失调，舌质红苔薄白，脉沉细或细数。

6）痰浊上扰：头晕头痛，头重如裹，心烦胸闷，食少欲吐，多眠，腹胀痞满，舌胖质淡，苔白腻或厚，脉弦滑。

9.2 穴位注射技术在高血压病中的临床应用

9.2.1 技术一

取穴 足三里、内关、合谷、三阴交、太冲、曲池。
用药 1%盐酸普鲁卡因注射液2ml、利血平注射液1ml。
药物（器具）制备 一次性注射器（5ml）1支。
操作规程 一次性5ml注射器，抽取上述药液混合后摇匀。穴位局部皮肤用碘伏或乙醇常规严格消毒，直视下采用无痛手法刺入穴位，至有酸胀感回抽无出血时即将药液缓慢注入。每穴位注入药液0.5ml，左右穴交替。每天1次，10次为1个疗程，疗程间休息7天。
注意事项 注射盐酸普鲁卡因液前要做皮试。

9.2.2 技术二

取穴 心俞、内关。
用药 地西泮注射液2mg、葡萄糖注射液4ml。
药物（器具）制备 一次性注射器（5ml）1支。
操作规程 一次性5ml注射器，抽取上述药液混合后摇匀。穴位局部皮肤用碘伏或乙醇常规严格消毒，直视下采用无痛手法刺入穴位，至有酸胀感回抽无出血时即将药液缓慢注入。每日1次，5次为1个疗程。适用于高血压病躁动不安之人。

9.2.3 技术三

取穴 血压点。
用药 胎盘组织液4ml。
药物（器具）制备 一次性注射器（5ml）1支。
操作规程 一次性5ml注射器，抽取上述药液。穴位局部皮肤用碘伏或乙醇常规严格消毒，直视下采用无痛手法刺入穴位，至有酸胀感回抽无出血时即将药液缓慢注入2ml，每日1次，10天为1个疗程。适于原发性高血压病1、2期。

9.2.4 技术四

取穴 曲池、太冲。

用药 利血平注射液 1mg。

药物（器具）制备 一次性注射器（5ml）1 支。

操作规程 一次性 5ml 注射器，抽取上述药液。穴位局部皮肤用碘伏或乙醇常规严格消毒，直视下采用无痛手法刺入穴位，至有酸胀感回抽无出血时即将药液缓慢注入。每穴位注入 0.2ml。适用于高血压病临时降压。

9.2.5　技术五

取穴 足三里、曲池。

用药 普鲁卡因注射液 2ml。

药物（器具）制备 一次性注射器（5ml）1 支。

操作规程 一次性 5ml 注射器，抽取上述药液。穴位局部皮肤用碘伏或乙醇常规严格消毒，直视下采用无痛手法刺入穴位，至有酸胀感回抽无出血时即将药液缓慢注入。足三里穴注入 1ml，曲池穴注入 0.5ml，左右穴交替使用 2~3 天 1 次。10~20 天为 1 个疗程。

9.2.6　技术六

取穴 申脉穴（双）。

用药 维生素 B_{12} 注射液。

药物（器具）制备 一次性注射器（5ml）1 支。

操作规程 一次性 5ml 注射器，抽取上述药液。穴位局部皮肤用碘伏或乙醇常规严格消毒，直视下采用无痛手法刺入穴位，至有酸胀感回抽无出血时即将药液缓慢注入 1ml，每日 1 次，7 次为 1 个疗程。

9.2.7　技术七

取穴 内关、间使、定喘、肺俞、心俞。

用药 当归注射液。

药物（器具）制备 一次性注射器（5ml）1 支。

操作规程 一次性 5ml 注射器，抽取上述药液。穴位局部皮肤用碘伏或乙醇常规严格消毒，直视下采用无痛手法刺入穴位，至有酸胀感回抽无出血时即将药液缓慢注入。每穴位注射 0.5ml，每日 1 次，10 次为 1 个疗程，适用于高血压性心脏病心力衰竭的患者。

9.2.8　技术八

取穴 曲池、内关、足三里。

用药 香丹注射液。

药物（器具）制备 一次性注射器（5ml）1 支。

操作规程 一次性 5ml 注射器，抽取上述药液。穴位局部皮肤用碘伏或乙醇常规严格消毒，直视下采用无痛手法刺入穴位，至有酸胀感回抽无出血时即将药液缓慢注入。每穴位注射 0.5~1ml，隔日 1 次，10 次为 1 个疗程。

9.2.9 技术九

取穴 主穴：心俞、膻中。配穴：肺俞、期门。

用药 丹参注射液、毛冬青注射液。

药物（器具）制备 一次性注射器（5ml）1 支。

操作规程 一次性 5ml 注射器，抽取上述药液。每次选 2 穴，主、配穴各 1。穴位局部皮肤用碘伏或乙醇常规严格消毒，直视下采用无痛手法刺入穴位，至有酸胀感回抽无出血时即将药液缓慢注入 0.5~1ml，上述两组交替使用。每日或隔日 1 次，10 次为 1 个疗程。适用于高血压性心脏病。

9.2.10 技术十

取穴 曲池、阳陵泉、足三里、肝俞、手三里、太冲、内关、间使、降压点。

用药 山栀子注射液或降压 1 号（由丹参、葛根、槐花、白果叶等组成）。

药物（器具）制备 一次性注射器（5ml）1 支。

操作规程 一次性 5ml 注射器，抽取上述药液。每次选 2 穴，主、配穴各 1。穴位局部皮肤用碘伏或乙醇常规严格消毒，直视下采用无痛手法刺入穴位，至有酸胀感回抽无出血时即将药液缓慢注入。上述穴位分组轮流注射，每穴位注射任一种药 1ml，每日 1 次，20~30 次为 1 个疗程。适用于高血压病。

9.2.11 技术十一

取穴 风池、太冲、曲池、合谷。

用药 毛冬青注射液 2~4ml、利舍平注射液 1mg/1ml。

药物（器具）制备 一次性注射器（5ml）1 支。

操作规程 一次性 5ml 注射器，抽取上述药液。每次选 2~4 穴。穴位局部皮肤用碘伏或乙醇常规严格消毒，直视下采用无痛手法刺入穴位，至有酸胀感回抽无出血时即将药液缓慢注入。每穴位注入药液 1ml，每日 1 次，10 日为 1 个疗程，以上穴位交替选用。适用于肝阳上亢型高血压患者。

9.2.12 技术十二

取穴 曲池、风池、足三里、丰隆、内关、血压点。

用药 天麻注射液 2~4ml。

药物（器具）制备 一次性注射器（5ml）1 支。

操作规程 一次性 5ml 注射器，抽取上述药液。每次选 2~4 穴。穴位局部皮肤用碘伏或乙醇常规严格消毒，直视下采用无痛手法刺入穴位，至有酸胀感回抽无出血时即将药液缓慢注入。每穴位注入药液 1ml，每日 1 次，10 日为 1 个疗程，以上穴位交替选用。适用于痰浊上扰型高血压患者。

9.2.13 技术十三

取穴 肝俞、肾俞、太冲、三阴交、风池、内关、曲池、阳陵泉、血压点。

用药 地龙注射液 2~4ml 或复方当归注射液 2ml 加 10% 葡萄糖注射液 2ml。

药物（器具）制备 一次性注射器（5ml）1 支。

操作规程 一次性 5ml 注射器，抽取上述药液。每次选 2~4 穴。穴位局部皮肤用碘伏或乙醇常规严格消毒，直视下采用无痛手法刺入穴位，至有酸胀感回抽无出血时即将药液缓慢注入。每穴位注入药液 1ml，每日 1 次，10 日为 1 个疗程，以上穴位交替选用。适用于阴虚阳亢型高血压患者。

10 面瘫

10.1 面瘫的概述

10.1.1 面瘫的概念

面瘫通常是指一侧面神经周围性损害，引起该侧面肌瘫痪。

本病中医古代称之为"口僻"、"口眼歪斜"、"歪嘴风"。

10.1.2 病因病理

(1) 西医病因病理

现代医学对本病的确切病因未明，通常认为可能是局部营养神经的血管因受风寒、病毒感染等而发生痉挛，导致该神经组织缺血、水肿、受压所致。风湿性面神经炎，或茎乳孔内的面神经肿胀受压，或血液循环障碍也可导致麻痹。

(2) 中医病因病机

面瘫的发生主要因正气不足、络脉空虚，外邪乘虚侵入导致气血痹阻，面部经脉失养所致。

1）正气不足，外邪入侵：正气不足，脉络空虚，卫外不固，风邪夹寒夹热乘虚而入，客于颜面，气血痹阻，发为面瘫。

2）痰湿内生，阻于经络：痰湿内生或外感病邪，内袭经络，气血受阻，痰热互结上扰面部，阳明经脉壅滞不利，即发面瘫。

3）气虚血瘀，经脉失养：面瘫日久不愈，正气亏虚，气虚血行无力，血滞于经脉致面瘫，经久难愈。

10.1.3 临床表现

面瘫通常起病急骤，可于数小时或1~3天内达高峰。初起可有患侧乳突区、耳内或下颌角疼痛。患侧表情肌瘫痪，额纹消失，皱眉不能，眼裂增大不能闭合或闭合不全。闭眼时眼球向外上方转动显露巩膜，称为Bell征。患侧鼻唇沟变浅，口角歪向健侧，示齿时明显。不能鼓腮和吹口哨；食物易滞留于患侧颊齿之间。可有患侧乳突部疼痛、耳郭和外耳道感觉减退、外耳道或鼓膜疱疹。发病年龄以20~50岁为多，男性多于女性。

10.1.4 临床诊断

(1) 西医诊断

1) 发病突然，或有面部受凉，风吹病史。

2) 部分患者起病后有耳痛，颜面部不适外，多数患者因说话不便或被他人发现患病。

3) 患侧鼻唇沟平坦，口角低，额纹消失，鼓气时漏气，齿颊面间常有食物存积。

4) 角膜反射，眼轮匝肌反射，口轮匝肌反射，威吓瞬目反射均减退。

5) 恢复期可见患侧肌痉挛，偶见"鳄鱼泪"现象，即嚼食物时，伴有患侧流泪。

6) 损害在颈乳孔以上影响鼓索神经时，则有舌前 2/3 味觉障碍；损害在镫骨神经处，可有听觉障碍；损害在膝状神经节，可有乳突部疼痛，外耳道及耳郭之感觉障碍或出现疱疹样损害；损害在膝状神经节以上，可有泪液、唾液减少。

(2) 中医诊断

1) 脉络空虚：风邪入中，突然口眼歪斜，患侧面部表情，动作消失，前额无皱纹，眼裂扩大，鼻唇沟变浅，口角下垂，流口水，可有耳部疼痛或外耳道疱疹，患侧流泪，面肌抽搐，苔薄白，脉弦细。

2) 气血亏虚：口眼歪斜，面部抽搐，患侧额纹变浅或消失，眼裂扩大，鼻唇沟变浅，流口水，日久不愈，舌质暗，苔薄白，脉弦。

10.2 穴位注射技术在面瘫中的临床应用

10.2.1 技术一

取穴 合谷、下关、地仓、太阳、阳间、颊车、颧髎、外关。

用药 维生素 B_{12} 注射液 2ml。

药物（器具）制备 一次性注射器（5ml）1 支。

操作规程 一次性 5ml 注射器，抽取上述药液。穴位局部皮肤用碘伏或乙醇常规严格消毒，直视下采用无痛手法刺入穴位，至有酸胀感回抽无出血时即将药液缓慢注入。每次选 4 个穴，每个穴位注射 0.5ml，隔日 1 次，5 次为 1 个疗程。

10.2.2 技术二

取穴 患侧瞳子髎、地仓、颊车、下关及对侧合谷穴。

用药 维生素 B_1 注射液或维生素 B_{12} 注射液。

药物（器具）制备 一次性注射器（5ml）1 支。

操作规程 一次性 5ml 注射器，抽取上述药液 1ml。穴位局部皮肤用碘伏或乙醇常规严格消毒，直视下采用无痛手法刺入穴位，至有酸胀感回抽无出血时即将药液缓慢注入。瞳子髎、地仓、颊车取斜刺法，下关、合谷直刺。每周 2 次，6 次为 1 个疗程。

10.2.3　技术三

取穴 患侧地仓、颊车、牵正、阳白、太阳及健侧合谷穴轮流。

用药 复方牵正注射液（当归、全虫、白附子、僵蚕、蜈蚣）。

药物（器具）制备 一次性注射器（5ml）1 支。

操作规程 一次性 5ml 注射器，抽取上述药液。穴位局部皮肤用碘伏或乙醇常规严格消毒，直视下采用无痛手法刺入穴位，至有酸胀感回抽无出血时即将药液缓慢注入。每日 1 次，每次 3 穴，每穴位注射 0.6ml。

10.2.4　技术四

取穴 臼间穴（位于口腔内上下大臼齿间的后壁黏膜处）。

用药 维生素 B_{12} 注射液 2ml，并据症加用：患侧乳突后自发性疼痛或压痛者发作期加入山莨菪碱注射液 10mg，静止期加入加兰他敏注射液 1～2mg；面肌抽搐连动者加入辅酶 A 100U。

药物（器具）制备 一次性注射器（5ml）1 支。

操作规程 一次性 5ml 注射器，抽取上述药液。穴位局部皮肤用碘伏或乙醇常规严格消毒，针尖与耳垂平行，于"臼间"穴处刺入，深约 1 寸，直视下采用无痛手法刺入穴位，至有酸胀感回抽无出血时即将药液缓慢注入。之后用乙醇棉球压迫，每日 1 次，10 次为 1 个疗程，必要时继续第 2 疗程，隔日 1 次。

10.2.5　技术五

取穴 穴位第一组阳白、攒竹、印堂、四白、太阳；第二组四白、迎香、颧髎；第三组地仓、颊车、大迎、承浆、人中。

用药 地塞米松注射液 1ml+维生素 B_{12} 注射液 100μg。

药物（器具）制备 一次性注射器（5ml）1 支。

操作规程 一次性 5ml 注射器，抽取上述药液。穴位局部皮肤用碘伏或乙醇常规严格消毒，直视下采用无痛手法刺入穴位，至有酸胀感回抽无出血时即将药液缓慢注入。每穴位注射约 0.5ml，每次选穴 3～4 个，同时另选 2～4 个穴位做电针治疗。每日 1 次，10 次为 1 个疗程。治疗额纹消失及眼闭合不全时，取第一组穴；治疗不能耸鼻，取第二组穴；治疗口角歪斜时，取第三组穴。

10.2.6 技术六

取穴 曲池、合谷、翳风、足三里。

用药 5%当归注射液加0.2%麝香注射液；或维生素B_1注射液加维生素B_{12}注射液。

药物（器具）制备 一次性注射器（5ml）1支。

操作规程 一次性5ml注射器，抽取上述药液。穴位局部皮肤用碘伏或乙醇常规严格消毒，直视下采用无痛手法刺入穴位，至有酸胀感回抽无出血时即将药液缓慢注入。发病在1周以内者，以穴位注射为主，选用曲池、合谷、翳风、足三里等穴。因外感风寒侵袭面部经络致经气流行失常，气血不和时，选用5%当归注射液加0.2%麝香注射液。若因面神经组织缺血、水肿、受压迫而有酸胀感时，选维生素B_1注射液加维生素B_{12}注射液。每次2穴，每日1次，6次为1个疗程，连用3~4个疗程。未愈者休息10天再继续治疗。稳定期或恢复期除穴注外，加用电针配合治疗。

10.2.7 技术七

取穴 双侧阳白、四白、颊车、地仓、口禾髎、承浆。

用药 维生素B_1注射液2ml加维生素B_{12}注射液1ml。

药物（器具）制备 一次性注射器（5ml）1支。

操作规程 一次性5ml注射器，抽取上述药液。穴位局部皮肤用碘伏或乙醇常规严格消毒，直视下采用无痛手法刺入穴位，至有酸胀感回抽无出血时即将药液缓慢注入药液0.2~0.3ml，取出针头，按压针孔。隔日1次，同时配合灸条温和灸法，灸上述诸穴，每日1次，一周好转，3周面部表情肌基本恢复正常。

10.2.8 技术八

取穴 茎乳穴（取穴法：患者侧卧位，患侧向上，头下垫枕，使颈椎轴线与水平线平行呈60°~70°角方向进针，直至有骨性抵抗感，深3~3.5cm）。

用药 醋酸可的松或泼尼松龙25mg加1%普鲁卡因注射液或2%利多卡因注射液1~2ml或维生素B_{12}注射液2ml。

药物（器具）制备 一次性注射器（5ml）1支。

操作规程 一次性5ml注射器，抽取上述药液。穴位局部皮肤用碘伏或乙醇常规严格消毒，直视下采用无痛手法刺入穴位，至有酸胀感回抽无出血时即将药液缓慢注入。每日1次，6~7次为1个疗程。

10.2.9 技术九

取穴 翳风穴。

用药 新斯的明注射液 0.5~0.75mg，硫酸阿托品 0.2mg，50% 葡萄糖液 1~3ml。

药物（器具）制备 一次性注射器（5ml）1 支。

操作规程 一次性 5ml 注射器，抽取上述药液。穴位局部皮肤用碘伏或乙醇常规严格消毒，直视下采用无痛手法刺入穴位，至有酸胀感回抽无出血时即将药液缓慢注入。每日 1 次，10 次为 1 个疗程。主治面部神经炎。

10.2.10 技术十

取穴 翳风，牵正穴。

用药 醋酸可的松混悬液 5ml。

药物（器具）制备 一次性注射器（5ml）1 支。

操作规程 一次性 5ml 注射器，抽取上述药液。穴位局部皮肤用碘伏或乙醇常规严格消毒，直视下采用无痛手法刺入穴位，至有酸胀感回抽无出血时即将药液缓慢注入。每穴位注射 1ml，每日 1 次，10 次为 1 个疗程，疗程间隔 5 日。用于治疗面神经炎。

10.2.11 技术十一

取穴 地仓穴分别透刺迎香、四白、颊车、承浆穴，阳白穴分别透刺鱼腰、攒竹、丝竹空穴，牵正透刺下关。

用药 维生素 B_{12} 注射液 2ml、维生素 B_1 注射液 50mg 加兰他敏 1mg，2% 普鲁卡因注射液 1ml。

药物（器具）制备 一次性注射器（5ml）1 支。

操作规程 一次性 5ml 注射器，抽取上述药液。穴位局部皮肤用碘伏或乙醇常规严格消毒，直视下采用无痛手法刺入穴位，至有酸胀感回抽无出血时即将药液缓慢注入。每一透刺穴注入 0.3ml，隔日 1 次，5 次为 1 个疗程。

11 痹证

11.1 痹证的概述

11.1.1 痹证的概念

痹证是由于风、寒、湿、热等外邪侵袭人体，闭阻经络，气血运行不畅所导致的，以肌肉、筋骨、关节发生酸痛、麻木、重着、屈伸不利，甚或关节肿大、灼热等为主要临床表现的病证。现代医学中，类风湿关节炎、急性风湿热、风湿关节炎、坐骨神经痛、梨状肌综合征、红斑性肢痛症、周围神经炎中运动症状不明显，而以疼痛、自主神经症状为主的类型，以及各种原因引起的肢体、躯干的关节、肌肉的酸痛、肿胀、活动受限等，都包括在"痹证"范畴内。

11.1.2 病因病理

(1) 西医病因病理

痹证的病因较为复杂，其发生多与人体免疫功能的异常密切相关，西医认为其发生可能与以下因素相关。

1）感染：很多慢性风湿性疾病包括慢性结缔组织病病因不明，但普遍认为感染仍可能是重要的发病原因。莱姆病与螺旋体、风湿热与甲组 β-溶血性链球菌、莱特综合征与很多肠道、泌尿道感染菌间的联系都是明显的例子，可分为多种不同的感染情况，在某一种疾病中不止一种反应起作用是完全可能的，也可解释不同疾病在不同阶段可出现不同的临床表现。

2）遗传：很多风湿性疾病特别是结缔组织疾病都发生在一定的遗传背景人群中，遗传及患者的易感性与疾病的表达密切相关。

3）异质性疾病：很多风湿性疾病尤其是结缔组织病皆是一种异质性疾病，换言之都存在不同的亚型，由于引起发病的病因不同，患者的遗传素质不同，因此发病机制也不完全相同，如类风湿关节炎、系统性红斑狼疮皆有不同亚型。

4）侵犯多系统、多器官的疾病：很多风湿性疾病都是侵犯多器官、多系统的，结缔组织疾病更是如此，表现上常有重叠，往往缺乏单一能与其他疾病区分的特征。

(2) 中医病因病机

痹证的病因病机有内因和外因两个方面。外因为感受风寒湿热之邪，内因为素体虚弱、劳倦太过所致正气不足。痹证的病机关键是邪气痹阻经脉。由于正气不足，卫外不固，风寒湿热之邪侵袭于肢体的肌肉、筋骨、关节，使经络闭塞，气血不通，脉络拘急而成。

本病病位主要在肢体的肌肉、筋骨、关节，病理性质有风寒湿和风湿热的不同，从而导致相应的风寒湿痹和风湿热痹。其寒热转化还与人禀赋素质不同有关。素体阳盛，内有蓄热者，感受风寒湿邪，易从阳化热，而成为风湿热痹；素体阳虚，寒自内生，复感风寒湿邪多从阴化寒，而成为风寒湿痹。痹证日久易出现三种病理变化：一是日久不愈，气血运行不畅日甚，瘀血痰浊阻痹经络，出现皮肤瘀斑、关节肿大、变形、屈伸不利等症；二是病久使气血耗伤，可呈现不同程度的气血亏虚的症候；三是久痹不愈，复感外邪，病邪由经络波及脏腑，出现脏腑气血阻闭的症候。

11.1.3 临床表现

肌肉、筋骨、关节疼痛为本病的主要表现。但疼痛的性质有酸痛、胀痛、隐痛、刺痛、冷痛、热痛或重着疼痛等不同。疼痛的部位，或以上肢为主或以下肢为甚，可对称发作亦可非对称发生，或累及单个关节或多关节同病，可为游走不定或为固定不移。或局部红肿灼热，或单纯肿胀疼痛，皮色不变。或喜热熨，或喜冷敷。多为慢性久病，病势缠绵，亦可急性起病，病程较短。病重者，关节屈伸不利，甚者关节僵硬、变形，生活困难。

11.1.4 临床诊断

(1) 西医诊断

本病以临床表现为主，结合各体征及实验室检查可确诊为相应专科疾病。

(2) 中医诊断

1) 风寒湿痹

行痹：肢体关节疼痛，游走不定，关节屈伸不便，初期多见恶风发热，苔薄白，脉浮。

痛痹：肢体关节疼痛剧烈，痛有定处，遇寒痛增，得热痛减，关节屈伸不利，局部皮色不红，触之不热，苔白，脉弦紧。

着痹：肢体关节重着、酸痛，或有肿胀，痛有定处。肌肤麻木不仁，活动不便，苔白腻，脉濡缓。

2) 风湿热痹：关节疼痛剧烈，局部灼热红肿，得冷则舒，痛不可触，关不得屈伸。多兼有发热、恶风、口渴、烦闷不安，舌苔黄燥，脉滑数。

3）风寒湿痹：日久不愈，正气受损，往往出现气血虚弱、肝肾亏虚的证候。证见面色苍白，少气懒言，自汗疲乏者，腰膝酸软，头晕耳鸣、肌肉萎缩，舌淡苔白，脉细数或沉而无力。

4）痹证日久，虚实挟杂可致痰瘀阻络，证见关节肿大，甚至强直畸形，局部刺痛、冷痛、麻木或皮色紫暗，屈伸不利，舌青紫，脉细涩。

11.2 穴位注射技术在痹症中的临床应用

11.2.1 技术一

取穴 上肢：合谷、中渚、外关、曲池；下肢：太冲、丘墟、太溪、三阴交、阳陵泉、犊鼻（均取患侧）；腰部：腰阳关、肾俞（双）、次髎（加压痛点）。

用药 曲安奈德注射液、维生素 B_{12} 注射液。

药物（器具）制备 一次性注射器（5ml）1 支。

操作规程 一次性 5ml 注射器，抽取上述药液。每次 3~6 个穴，穴位局部皮肤用碘伏或乙醇常规严格消毒，直视下采用无痛手法刺入穴位，至有酸胀感回抽无出血时即将药液缓慢注入。每穴位注入 0.5~0.8ml，隔日 1 次，10 次为 1 个疗程，疗程间休 7 天。穴位注射后，采用 1 寸毫针分别刺入注射的穴位，得气后留针 20 分钟。

11.2.2 技术二

取穴 上肢以外关为主穴，加曲池、合谷；下肢以阳陵泉为主穴加绝骨、解溪；腰背以大杼为主穴，加大椎、身柱、至阳、命门或华佗夹背穴。

用药 2%利多卡因注射液、维生素 B_1 注射液。

药物（器具）制备 一次性注射器（5ml）1 支。

操作规程 一次性 5ml 注射器，抽取上述药液 6ml。每次 3~6 个穴，穴位局部皮肤用碘伏或乙醇常规严格消毒，直视下采用无痛手法刺入穴位，至有酸胀感回抽无出血时即将药液缓慢注入。每穴位注入 0.5~0.8ml，隔日 1 次，10 次为 1 个疗程。

11.2.3 技术三

取穴 双侧足三里。

用药 10%葡萄糖注射液、维生素 B_1 注射液、维生素 B_{12}注射液。

药物（器具）制备　一次性注射器（5ml）1 支。

操作规程　一次性 5ml 注射器，抽取上述药液 4ml。穴位局部皮肤用碘伏或乙醇常规严格消毒，直视下采用无痛手法刺入穴位，至有酸胀感回抽无出血时即将药液缓慢注入 2ml。主治类风湿关节炎四肢红肿、舌淡白、脉沉细证属脾虚湿困运化无权所致四肢水肿。

11.2.4　技术四

取穴　外关、曲池、肩髎、手三里、足三里、外膝眼、阳陵泉、血海、风市、环跳、条口、绝骨、昆仑、肾俞、命门、至阳。

用药　川芎注射液。

药物（器具）制备　一次性注射器（5ml）1 支。

操作规程　一次性 5ml 注射器，抽取上述药液 4ml。穴位局部皮肤用碘伏或乙醇常规严格消毒，直视下采用无痛手法刺入穴位，至有酸胀感回抽无出血时即将药液缓慢注入 0.3~1ml。每日 1 次，20 天为 1 个疗程。

11.2.5　技术五

取穴　腰痛取主穴阳性反应点，配穴委中；肩痛取主穴阳性反应点，配穴天宗、臂臑；腿痛取主穴大肠俞、承扶，配穴取阳陵泉、内外膝眼。

用药　当归注射液、维生素 B_{12} 注射液。

药物（器具）制备　一次性注射器（10ml）1 支。

操作规程　一次性 10ml 注射器，抽取 20% 当归注射液 9ml 加维生素 B_{12} 注射液 1ml 混合后，患者俯卧或仰卧位。术者用右手拇指沿疼痛部位按压，寻找阳性反应点（条索、结节、压痛）。穴位局部皮肤用碘伏或乙醇常规严格消毒，直视下采用无痛手法刺入穴位，至有酸胀感回抽无出血时即将药液缓慢注入。每穴位注射 2~3ml，得气后出针，按压针孔以防出血，每次药液总量不超过 30ml，治疗隔日 1 次，10 次为 1 个疗程，疗程间休息 1 周。

11.2.6　技术六

取穴　上肢：曲池、外关、合谷；下肢：足三里、太冲。

用药　0.5% 普鲁卡因注射液、维生素 B_1 注射液、维生素 B_{12} 注射液。

药物（器具）制备　一次性注射器（5ml）1 支。

操作规程　一次性 5ml 注射器，抽取上述药液混合后。穴位局部皮肤用碘伏或乙醇常规严格消毒，直视下采用无痛手法刺入穴位，至有酸胀感回抽无出血时即将药液缓慢注入。每穴位注射 1ml，每日或隔日 1 次，10 次为 1 个疗程。适用于疼痛较剧烈者。

11.2.7 技术七

取穴 阿是穴（患部压痛点）。

用药 泼尼松龙注射液 12.5~50mg、普鲁卡因注射液 1~3ml。

药物（器具）制备 一次性注射器（5ml）1 支。

操作规程 一次性 5ml 注射器，抽取上述药液。穴位局部皮肤用碘伏或乙醇常规严格消毒，直视下采用无痛手法刺入穴位，至有酸胀感将针退回约 1mm，回抽无出血时即将药液缓慢注入。每 5~7 日 1 次，每 5 次为 1 个疗程。

11.2.8 技术八

取穴 上肢：臂臑、曲池；下肢：环跳、风市、绝骨、阳陵泉。

用药 当归注射液 2ml。

药物（器具）制备 一次性注射器（5ml）1 支。

操作规程 一次性 5ml 注射器，抽取上述药液。穴位局部皮肤用碘伏或乙醇常规严格消毒，直视下采用无痛手法刺入穴位，至有酸胀感回抽无出血时即将药液缓慢注入。每日 1 次，10 天为 1 个疗程。

11.2.9 技术九

取穴 脾俞、肾俞、足三里、曲池。

用药 当归注射液 4ml、骨宁注射液 2ml。

药物（器具）制备 一次性注射器（10ml）1 支。

操作规程 一次性 10ml 注射器，抽取上述药液。每次选 1~2 穴，穴位局部皮肤用碘伏或乙醇常规严格消毒，直视下采用无痛手法刺入穴位，至有酸胀感回抽无出血时即将药液缓慢注入。每穴内注射 1ml，每日或隔日 1 次，10 次为 1 个疗程。适用于类风湿关节炎。

11.2.10 技术十

取穴 甲组：风门、外关、足三里；乙组：身柱、曲池、太溪。

用药 维生素 B_1 注射液 4ml 加维生素 B_{12} 注射液 2ml。

药物（器具）制备 一次性注射器（10ml）1 支。

操作规程 一次性 10ml 注射器，抽取上述药液。穴位局部皮肤用碘伏或乙醇常规严格消毒，直视下采用无痛手法刺入穴位，至有酸胀感回抽无出血时即将药液缓慢注入。甲乙两组穴位交替使用，每穴位注药 1~2ml，每日 2 次，10 天为

1个疗程。

11.2.11 技术十一

取穴 肩髃、肩贞、天宗、曲池、外关、阿是穴。

用药 维生素 B_1 注射液、维生素 B_{12} 注射液。

药物（器具）制备 一次性注射器（10ml）1支。

操作规程 一次性10ml注射器，抽取上述药液。每次选3~4穴，穴位局部皮肤用碘伏或乙醇常规严格消毒，直视下采用无痛手法刺入穴位，至有酸胀感回抽无出血时即将药液缓慢注入1~2ml，每日或隔日1次，5次为1个疗程。适用于剧烈疼痛者。

11.2.12 技术十二

取穴 外关、曲池、肩髎、手三里、足三里、外膝眼、阳陵泉、血海、风市、环跳、条口、绝骨、肾俞、命门、至阳；另外可选阿是穴。

用药 复方马钱子注射液。

药物（器具）制备 一次性注射器（10ml）1支。

操作规程 一次性10ml注射器，抽取上述药液。每次选穴2~3个，可交替使用。穴位局部皮肤用碘伏或乙醇常规严格消毒，直视下采用无痛手法刺入穴位，至有酸胀感回抽无出血时即将药液缓慢注入0.5~1ml，每日1次，7次为1个疗程，疗程间隔4~7日。

11.2.13 技术十三

取穴 阿是穴。

用药 2%利多卡因注射液。

药物（器具）制备 一次性注射器（10ml）1支。

操作规程 一次性10ml注射器，抽取上述药液。穴位局部皮肤用碘伏或乙醇常规严格消毒，直视下采用无痛手法刺入穴位，至有酸胀感回抽无出血时即将药液缓慢注入4ml，隔日1次，4~7次为1个疗程。经检查排除骨折后，一般急性腰腿痛注射1个疗程。慢性腰腿痛治疗2个疗程，停用其他药。

11.2.14 技术十四

取穴 于足太阳膀胱经下肢循行部位（相当于坐骨神经走行）取穴，一般取大肠俞、承扶、殷门、委中、承山等。

用药 0.9%氯化钠注射液。

药物（器具）制备 一次性注射器（10ml）1 支。

操作规程 每次取 1~2 穴，每穴用 0.9%氯化钠注射液 10~20ml，消毒后用针头对准穴位浅刺皮下，按坐骨神经投影缓慢进针并徐徐推入 0.9%氯化钠注射液，待患者感到局部酸胀、发麻、或有触电感沿坐骨神经走行传导时，立即停止进针，推尽剩余药液，拔出针头。每日 1 次，7 次为 1 个疗程。适用于坐骨神经痛患者。

11.2.15 技术十五

取穴 第一组：环跳、阳陵泉，均双侧；第二组：秩边、委中，均双侧。

用药 红花注射液、当归注射液。

药物（器具）制备 一次性注射器（5ml）1 支。

操作规程 一次性 5ml 注射器，抽取上述药液。穴位局部皮肤用碘伏或乙醇常规严格消毒，直视下采用无痛手法刺入穴位，至有酸胀感回抽无出血时即将药液缓慢注入。第一组穴位用红花注射液 2ml，每穴位注入 0.5ml；第二组穴用当归注射液 2ml，每穴位注入 0.5ml。每天 2 次，7 次为 1 个疗程，疗程间隔 2~3天。用于治疗坐骨神经痛。

11.2.16 技术十六

取穴 辨证取穴，如外关、足三里、肩贞、阳陵泉等。

用药 艾叶注射液。

药物（器具）制备 一次性注射器（5ml）1 支。

操作规程 一次性 5ml 注射器，抽取上述药液。每次选 2~3 穴，穴位局部皮肤用碘伏或乙醇常规严格消毒，直视下采用无痛手法刺入穴位，至有酸胀感回抽无出血时即将药液注入。补法药量宜少，每穴位注入 0.5~1ml，注射速度快，适用于虚寒型。泻法药量宜多，每穴位注入 1~4ml，注射速度宜慢，多用于寒证和疼痛剧烈者。

11.2.17 技术十七

取穴 手三里、天井、曲池外 1 寸。

用药 野木瓜注射液 4ml（相当于生药 10 克）。

药物（器具）制备 一次性注射器（5ml）1 支。

操作规程 一次性 5ml 注射器，抽取上述药液 4ml。患者坐位，屈肘放于桌上。穴位局部皮肤用碘伏或乙醇常规严格消毒，直视下采用无痛手法刺入穴位，至有酸胀感回抽无出血时即将药液缓慢注入。每日 1 次，6 日为 1 个疗程。疗程间隔 1 日。用于治疗网球肘致上肢疼痛。

11.2.18　技术十八

取穴　夹脊穴、膈俞、阳陵泉。伴肩背疼痛取天宗、脾俞、阿是穴；坐骨神经痛取肾俞、秩边、风市、环跳、承山、昆仑；伴双膝及下肢麻木、疼痛者取足三里、膝眼、血海。

用药　当归注射液 2ml、2% 普鲁卡因注射液 2ml，维生素 B_1 注射液 1ml 混匀，伴有风湿者用祖师麻注射液。

药物（器具）制备　一次性注射器（5ml）1 支。

操作规程　一次性 5ml 注射器，抽取上述药液混合后摇匀。穴位局部皮肤用碘伏或乙醇常规严格消毒，直视下采用无痛手法刺入穴位，至有酸胀感回抽无出血时即将药液缓慢注入 0.5ml，每日 1 次，7 次为 1 个疗程。用于治疗骨质增生致肢体疼痛。

12 颈椎病

12.1 颈椎病的概述

12.1.1 颈椎病的概念

颈椎病又称颈椎综合征。是由于颈椎间盘的慢性退行性变导致颈部关节失稳引起颈椎骨、关节与颈部软组织一系列的病理变化，从而刺激、压迫脊神经根、脊髓、交感神经、椎动脉和周围软组织，出现颈臂痛、头晕心悸，甚至大小便失禁等相应的临床表现。本病好发于40岁以上成年人，无论男女皆可发生，是临床常见多发病。

本病属于中医的"痹证"、"颈筋急"、"肩颈痛"等范畴。

12.1.2 病因病理

(1) 西医病因病理

1) 颈椎退行性改变是颈椎病发病的主要原因，其中椎间盘的退变尤为重要，是颈椎诸结构退变的首发因素，并由此演变出一系列颈椎病的病理解剖及病理生理改变，如椎间盘变性、韧带-椎间盘间隙的出现与血肿形成、椎体边缘骨刺形成等导致椎管矢状径及容积减小。

2) 发育性颈椎椎管狭窄。

3) 慢性劳损：因其有别于明显的外伤或生活、工作中的意外，因此易被忽视，但其对颈椎病的发生、发展、治疗及预后等都有着直接关系，此种劳损的产生与起因主要来自以下三种情况：不良的睡眠体位，不当的工作姿势，不适当的体育锻炼。

4) 颈椎的先天性畸形。

(2) 中医病因病机

中医认为该病多因身体虚弱，肾虚精亏，气血不足，濡养欠乏；或气滞、痰浊、瘀血等病理产物积累，致经络瘀滞，风寒湿邪外袭，痹阻于太阳经脉，经脉不通，筋骨不利而发病。

12.1.3 临床表现

该病临床起病缓慢，年龄多在 40 岁以上。疼痛呈持续性，可发生于颈后、双肩、肩背、面、上臂、全上肢或脚趾等；有时出现感觉减退。脊髓受压时，下肢麻木失灵，可出现椎体束受累症状，病理反射阳性。交感神经紊乱时，出现头痛、枕痛、头晕、头胀、视物模糊、耳鸣耳聋、手麻发凉，甚则心律不齐等。椎动脉受压时，有持续头痛头昏、耳鸣，颈部旋转和后伸时出现一过性眩晕、恶心呕吐，甚至突然昏倒。X 线检查示被累关节边缘尖锐增生，间隙变窄，椎间孔边缘不整齐，颈椎弧度改变等。

12.1.4 临床诊断

(1) 西医诊断

1) 颈型：主诉为头、颈、肩、臂处疼痛等异常感觉并伴有相应的压痛点。颈部触诊检查可有棘上韧带肿胀、压痛、棘旁压痛、多无放射痛。椎间孔压缩试验和臂丛神经牵拉试验阳性。X 线片示颈椎生理曲度改变。有轻度增生，椎间关节不稳定。除外落枕、肩周炎、风湿性纤维炎、神经衰弱等所致的颈部疼痛。

2) 神经根型：其有典型的根性症状（一侧上肢麻木、疼痛）且范围与颈神经所支配的区域相一致。椎间孔挤压试验、臂丛神经牵拉试验阳性。棘旁压痛伴上肢放射痛（直臂抬高试验和前臂转头试验阳性）。X 线片示颈椎生理弧度改变，椎间隙狭窄、椎间孔缩小、失稳等与临床表现一致。

3) 脊髓型：有脊髓受压表现症状从上肢开始，波及全身的称中央型；症状从下肢开始波及全身的称周围型。X 线片示椎体后缘增生，椎管矢状径狭窄。

4) 椎动脉型：颈性旋晕，猝然发作。旋转试验阳性。X 线片示椎间关节失稳或钩椎关节增生。

5) 交感神经型：有头晕、眼花、耳鸣、手麻、心动过速、心前区疼痛等一系列交感神经症状。X 线片示颈椎后关节增生伴半脱位。

6) 其他型：有吞咽困难及嘶哑。X 线片示颈椎体前缘有鸟嘴样增生。

(2) 中医诊断

1) 太阳经脉不利：头痛头重，颈性强硬，转头不利并有肩背、四肢疼痛。尤以上肢为重。舌苔多薄白舌质淡，脉浮缓或浮紧。

2) 痹证：头、颈、肩、背和四肢疼痛。痛有定处，喜热恶寒，颈部僵硬，活动受限。上肢沉重、无力、麻木、手指屈伸不利，指端麻木、不知痛痒。舌质发暗，舌体肥胖有齿痕，脉沉迟、弦滑等。

3) 气滞血瘀：头、颈、肩、背及肢体疼痛、麻木，其病多为刺痛，尤以夜间为著。指端麻木。全身症状可伴头晕、眼花、失眠、健忘等气滞血瘀等症。舌质紫暗有瘀斑，脉多弦细或细涩、弦涩。

4）痰瘀互结：除有上述瘀血的症状外，尚有头沉如裹、恶心、呕吐、胸闷等痰湿表现。严重者可有神昏、猝倒等。

5）肝肾不足：头晕眼花、耳鸣耳聋、头胀发空、腰膝酸软等全身症状。舌体瘦或舌质红绛少苔或无苔脉细或细数。

12.2 穴位注射技术在颈椎病中的临床应用

12.2.1 技术一

取穴 大椎穴。

用药 复方丹参注射液2ml加10%葡萄糖注射液5~10ml。

药物（器具）制备 一次性注射器（5ml）1支。

操作规程 一次性5ml注射器，抽取上述药液混合后摇匀。穴位局部皮肤用碘伏或乙醇常规严格消毒，取大椎穴以病变侧，旁开0.5寸处进针，以45°角斜向大椎穴方向刺入，直视下采用无痛手法刺入穴位，至有酸胀感回抽无出血时即将药液缓慢注入。每日1次。

12.2.2 技术二

取穴 主穴：颈部夹脊穴、膈俞、阳陵泉；配穴：百会、风池、附分、外关、手三里。

用药 当归注射液2ml、维生素K注射液0.25g、2%盐酸普鲁卡因注射液2ml混合均匀。

药物（器具）制备 一次性注射器（5ml）1支。

操作规程 一次性5ml注射器，抽取上述药液混合后摇匀。穴位局部皮肤用碘伏或乙醇常规严格消毒，直视下采用无痛手法刺入穴位，至有酸胀感回抽无出血时即将药液缓慢注入。每次每穴位注射0.5ml。然后，将骨刺治疗机及常用骨刺专用液浸泡，正极置于病变局部，负极置于循经所取穴位或疼痛部位上，通电45~60分钟，每日治疗1次。

12.2.3 技术三

取穴 主穴为颈4~7夹脊穴；配穴为肩井（双）。

用药 丹参注射液4ml、维生素B$_{12}$注射液1ml、0.9%氯化钠注射液4ml。

药物（器具）制备 一次性注射器（5ml）1支。

操作规程 一次性 5ml 注射器，抽取上述药液混合后摇匀。穴位局部皮肤用碘伏或乙醇常规严格消毒，直视下采用无痛手法刺入穴位，至有酸胀感回抽无出血时即将药液缓慢注入。每次每穴位注射 1ml，隔日注射 1 次，10 次为 1 个疗程。

12.2.4 技术四

取穴 风池（双）。

用药 复方丹参注射液 2ml。

药物（器具）制备 一次性注射器（5ml）1 支。

操作规程 一次性 5ml 注射器，抽取上述药液。穴位局部皮肤用碘伏或乙醇常规严格消毒，直视下采用无痛手法刺入穴位，至有酸胀感回抽无出血时即将药液缓慢注入。每次每穴位注射 1ml，隔日注射 1 次，10 次为 1 个疗程。疗程间休息 1 周。主治椎动脉型颈椎病。

12.2.5 技术五

取穴 双侧颈椎 4、5、6 夹脊穴，或椎旁明显压痛点。

用药 复方马钱子注射液 2~8ml。

药物（器具）制备 一次性注射器（5ml）1 支。

操作规程 一次性 5ml 注射器配牙科 5 号针头，抽取上述药液。每次选取上述穴位中的 2~4 穴，交替使用。令患者取正坐位，头稍前倾 10°~150°。穴位局部皮肤用碘伏或乙醇常规严格消毒，直视下采用无痛手法垂直或与椎体呈 75°角刺入穴位，至有酸胀感回抽无出血时即将药液缓慢注入。每次每穴位注射 1ml，每日注射 1 次，10 次为 1 个疗程。疗程间休息 3 日。一般治疗 1~3 个疗程。

12.2.6 技术六

取穴 结合参阅 X 线片，以确定病变椎节。以压痛点明显的椎节棘突定为中宫穴，沿中宫穴上下椎间各取 1 穴，上为乾宫穴，下为坤宫穴；中宫穴旁开 1 寸处各取 1 穴，左为离宫穴，右为坎宫穴；乾宫与离宫之间为兑宫穴，离宫与坤宫之间为震宫穴，坤宫与坎宫之间为良宫穴，坎宫与乾宫之间为翼宫穴。

用药 透明质酸酶 500U、骨宁注射液 6ml、地塞米松注射液 5mg 混合均匀。

药物（器具）制备 一次性注射器（10ml）1 支。

操作规程 先用皮肤针在九宫穴区施以中强度叩刺，以出血为度，后加拔火罐 15 分钟，起罐后按穴位注射操作常规进行。一次性 10ml 注射器，抽取上述药液混合后摇匀。穴位局部皮肤用碘伏或乙醇常规严格消毒，直视下采用无痛手法刺入穴位，至有酸胀感回抽无出血时即将药液缓慢注入。每次每穴位注射 1ml，每 3 日治疗 1 次，10 次为 1 个疗程。

12.2.7　技术七

取穴　主穴：大杼、肩贞、曲池；配穴：风池、天柱、合谷、外关等。

用药　维生素 B$_{12}$ 注射液，后与当归注射液合用，又与骨宁注射液合用。三种药物以维生素 B$_{12}$ 注射液为主，其他两种药可配一种，即两种混合注射液。

药物（器具）制备　一次性注射器（5ml）1 支。

操作规程　一次性 5ml 注射器，抽取上述药液混合后摇匀。先随症选准穴位。穴位局部皮肤用碘伏或乙醇常规严格消毒，直视下采用无痛手法刺入穴位，至有酸胀感回抽无出血时即将药液缓慢注入，每次选 3~4 个穴位，每次每穴位注射 0.5~1.0ml，隔日注射 1 次，10 次为 1 个疗程。疗程间休息 1 周，再开始下 1 个疗程。

12.2.8　技术八

取穴　大椎穴旁开 5 分处（双）。

用药　丹红注射液。

药物（器具）制备　一次性注射器（5ml）1 支。

操作规程　一次性 5ml 注射器，抽取上述药液。穴位局部皮肤用碘伏或乙醇常规严格消毒，直视下采用无痛手法刺入穴位，至有酸胀感回抽无出血时即将药液缓慢注入。隔日注射 1 次，每次每穴注射 0.5~1.0ml，10 天为 1 个疗程。

12.2.9　技术九

取穴　双侧颈椎 5、6 夹脊穴（棘突下旁开 5 分取之）。

用药　复方当归注射液及骨宁注射液各 2ml。

药物（器具）制备　一次性注射器（5ml）1 支。

操作规程　一次性 5ml 注射器，抽取上述药液混合后摇匀。令患者取坐位，头稍前倾 10°~20°，穴位局部皮肤用碘伏或乙醇常规严格消毒，直视下采用无痛手法垂直或针尖与颈椎呈 70°角刺入穴位至针感传导至枕、肩、背、臂、肘、指等处时，回抽无出血时即将药液缓慢注入。隔日 1 次，10 次为 1 个疗程。

12.2.10　技术十

取穴　风池穴、双侧夹脊痛点。

用药　曲安奈德混悬液 0.5mg 和 0.25% 普鲁卡因注射液 1ml。

药物（器具）制备 一次性注射器（5ml）1支。

操作规程 一次性5ml注射器，抽取上述药液混合后摇匀。穴位局部皮肤用碘伏或乙醇常规严格消毒，直视下采用无痛手法刺入穴位，至有酸胀感回抽无出血时即将药液缓慢注入。隔日1次，7次为1个疗程。

12.2.11 技术十一

取穴 大杼、肩中俞、肩外俞、天宗穴。

用药 1%普鲁卡因注射液2ml，或维生素B_1 100mg、维生素B_{12}注射液0.25~0.5mg。

药物（器具）制备 一次性注射器（5ml）1支。

操作规程 一次性5ml注射器，抽取上述药液。穴位局部皮肤用碘伏或乙醇常规严格消毒，取大椎穴以病变侧旁开0.5寸处进针，以45°角斜向大椎穴方向刺入，直视下采用无痛手法刺入穴位，至有酸胀感回抽无出血时即将药液缓慢注入。每次选2穴，每穴位注射0.5ml，每日或隔日1次，10次为1个疗程。

12.2.12 技术十二

取穴 颈2~7夹脊穴。配穴：患侧肩井、天宗、臂臑、曲池、手三里、外关、合谷、阿是穴。

用药 寻骨风注射液5ml、维生素B_{12}注射液1ml。

药物（器具）制备 一次性注射器（5ml）1支。

操作规程 一次性5ml注射器，抽取上述药液混合后摇匀。穴位局部皮肤用碘伏或乙醇常规严格消毒，直视下采用无痛手法刺入穴位，至有酸胀感回抽无出血时即将药液缓慢注入。每次取2对相间颈夹脊穴交替使用，配穴依病情选2~3穴，主、配穴共取6~7穴，每穴位注入0.8~1ml，配合艾条灸夹脊穴30分钟，每日1次，10次为1个疗程。适用于神经根型。

12.2.13 技术十三

取穴 风池、风府、大椎、阿是穴。

用药 2%利多卡因注射液1ml、丹参注射液2ml、注射用水1ml。

药物（器具）制备 一次性注射器（5ml）1支。

操作规程 一次性5ml注射器，抽取上述药液混合后摇匀。穴位局部皮肤用碘伏或乙醇常规严格消毒，直视下采用无痛手法刺入穴位，至有酸胀感回抽无出血时即将药液缓慢注入。每次取2~4穴，每穴位注入0.5~1ml，每周2次，2周为1个疗程。适用于椎动脉型。

12.2.14　技术十四

取穴　第 7 颈夹脊穴。

用药　颈宁 1 号、颈宁 2 号。

药物（器具）制备　一次性注射器（20ml）1 支。

操作规程　一次性 20ml 注射器，抽取颈宁 1 号加 10% 葡萄糖注射液 6ml 使总量至 20ml 上述药液混合后摇匀。穴位局部皮肤用碘伏或乙醇常规严格消毒，直视下采用无痛手法刺入穴位，至有酸胀感回抽无出血时即将药液缓慢注入。每侧注入 10ml，20 天后再用同样剂量和部位注射颈宁 2 号 10 天。每天治疗 1 次，30 天为 1 个疗程。本法适用于各型颈椎病。

12.2.15　技术十五

取穴　双侧新设穴（在风池穴直下方，后发际下 1.5 寸）。

用药　醋酸维生素 E 油剂 100mg（2ml）。

药物（器具）制备　一次性注射器（5ml）1 支。

操作规程　一次性 5ml 注射器，抽取上述药液。穴位局部皮肤用碘伏或乙醇常规严格消毒，直视下采用无痛手法刺入穴位，至有酸胀感回抽无出血时即将药液缓慢注入。每穴 50mg。每周注射 2 次，10 次为 1 个疗程。注射后辅以手法治疗。

12.2.16　技术十六

取穴　风池穴。

用药　醋酸泼尼松龙注射液 25mg、2% 利多卡因注射液 2ml。

药物（器具）制备　一次性注射器（5ml）1 支。

操作规程　一次性 5ml 注射器，抽取上述药液混合后摇匀。穴位局部皮肤用碘伏或乙醇常规严格消毒，直视下采用无痛手法刺入穴位，至有酸胀感回抽无出血时即将药液缓慢注入。每周治疗 1 次，3~4 次为 1 个疗程。

12.2.17　技术十七

取穴　颈 6~7 或颈 7 至胸 1 棘突间。

用药　醋酸泼尼松龙注射液 75~125mg、20% 普鲁卡因注射液 4~5ml。

药物（器具）制备　一次性注射器（5ml）1 支。

操作规程　一次性 5ml 注射器，抽取上述药液混合后摇匀。穴位局部皮肤用碘伏或乙醇常规严格消毒，直视下采用无痛手法刺入穴位，至有酸胀感回抽无出血时即将药液缓慢注入到颈 6 至颈 7 或颈 7 至胸 1 棘突间。7 天治疗 1 次，1~3 次为 1 个疗程。本方法适用于神经根型、颈型、椎动脉型、脊髓型、混合型颈椎病。

注意事项 为防止感染及其他意外，封闭应在手术室进行，严格无菌操作，硬外穿刺力求准确无误，封闭半小时方可回家。

12.2.18 技术十八

取穴 颈夹脊、风池、大椎、天宗、臂臑、曲池、内关、阿是穴。

用药 醋酸泼尼松龙混悬液 25mg、维生素 B_1 注射液 10mg、维生素 B_{12} 注射液 250μg、10% 普鲁卡因溶液 10ml、山莨菪碱注射液 10mg。

药物（器具）制备 一次性注射器（5ml）1 支。

操作规程 一次性 5ml 注射器，抽取上述药液混合后摇匀。穴位局部皮肤用碘伏或乙醇常规严格消毒，直视下采用无痛手法刺入穴位，至有酸胀感回抽无出血时即将药液缓慢注入 1.5~2ml。每周治疗 1 次，5 次为 1 个疗程。

12.2.19 技术十九

取穴 大杼、肩中俞、肩外俞、天宗。

用药 维生素 B_1 注射液、维生素 B_{12} 注射液、1% 普鲁卡因注射液。

药物（器具）制备 一次性注射器（5ml）1 支。

操作规程 一次性 5ml 注射器，抽取上述药液。穴位局部皮肤用碘伏或乙醇常规严格消毒，直视下采用无痛手法刺入穴位，至有酸胀感回抽无出血时即将药液缓慢注入。每次选 2 穴，每穴位注射 0.5ml，或在压痛点穴注射 0.1ml。

12.2.20 技术二十

取穴 阿是穴、风池、大杼、曲池。

用药 20% 普鲁卡因 2~4ml、维生素 B_1 注射液 50mg、维生素 B_{12} 注射液 1ml，地塞米松 10mg。

药物（器具）制备 一次性注射器（5ml）1 支。

操作规程 一次性 5ml 注射器，抽取上述药液混合后摇匀。穴位局部皮肤用碘伏或乙醇常规严格消毒，直视下采用无痛手法刺入穴位，至有酸胀感回抽无出血时即将药液缓慢注入 1ml。每次 3~5 个穴，双侧有病两侧交替使用。隔日 1 次，3 次为 1 个疗程。

13 痛经

13.1 痛经的概述

13.1.1 痛经的概念

痛经是妇女在经行前后或行经期间，小腹或腹部疼痛，甚则剧痛难忍，常可伴面白肢冷、冷汗淋漓、泛恶呕吐等症，并随着月经周期而发作。包括原发性痛经和继发性痛经，前者是指生殖器官无器质性病变的痛经，后者是指由于生殖器官某些器质性病变而引起的痛经。痛经是患者的自觉症状，有些妇女在月经期，由于盆腔充血而产生小腹轻度坠胀、腰部酸痛，并非属病理性，不作痛经论治。

中医称为"经行腹痛"，西医学中的子宫内膜异位症、盆腔炎、子宫肿瘤等部分患者有痛经症状者可参考本病论治。

13.1.2 病因病理

(1) 西医病因病理

痛经的确切病因至今尚不明确，考虑病因可能与以下几方面相关。

1) 痛经与排卵的月经周期有关。痛经的机制与前列腺素活性有关。痛经患者体内的前列腺素的含量高于没有痛经的患者。

2) 缩宫素参与原发痛经的发生。缩宫素是一种强烈的子宫收缩剂，通过与其受体及 G 蛋白相耦联后，激活磷脂酶 C，通过细胞内的磷酸肌醇信号系统，诱导细胞质 Ca^{2+} 浓度升高，导致子宫在分娩时强烈收缩。此外，缩宫素可能作用在子宫动脉，近年来的研究表明缩宫素在子宫动脉的收缩中可能起到重要作用，除调节子宫的正常功能外，缩宫素可导致子宫暂时性缺血。

3) 增多的白细胞三烯与痛经相关。血管升压素升高，晚黄体期雌激素水平高者，刺激垂体后叶释放过量血管升压素，引起子宫过度收缩。

4) 精神因素可能也是痛经的原因之一。

(2) 中医病因病机

中医认为本病多因气滞血瘀，寒湿凝滞，气血虚损等所致。气血瘀阻，冲任失调，"不通则痛"故发生痛经。

13.1.3　临床表现

本病多数在月经前即感疼痛，月经开始后疼痛逐渐或迅速加剧，常呈阵发性下腹部和腰骶部绞痛，常伴有恶心、呕吐、腹泻、头痛、尿频等症状，严重者甚至可发生昏厥。

13.1.4　临床诊断

(1) 西医诊断

1) 经期或其前后有严重下腹胀痛及腰酸痛等症状，常可伴发面色苍白、泛恶呕吐、手足厥冷等症。

2) 原发性痛经：常见于未婚未育者，妇科检查多无明显异常发现，少数患者可见子宫发育稍差、偏小。

3) 续发性痛经：由生殖器器质性病变引起，如子官内膜异位症、急慢性盆腔炎、子宫颈狭窄、阻塞等所致。

(2) 中医诊断

1) 气滞血瘀：每于经前或月经期小腹胀痛、拒按，或伴胸胁乳房作胀或经量少或经行不畅。经色紫暗有块，血块排出后痛减，月经干净后疼痛消失。舌紫暗或有瘀点，脉弦或弦涩。

2) 寒凝胞脉：经前后或经期小腹冷痛，喜揉喜按，得热痛减，经量少，色暗有块，或畏寒身痛或腰腿酸软，小便清长。舌苔润白脉沉或沉紧。

3) 湿热下注：经前小腹疼痛拒按，有灼热感，或伴腰骶胀痛，或平时少腹时痛，经来时疼痛加剧。低热起伏，经色暗红质稠有块。带下黄稠，小便短黄，舌红苔黄而腻，脉弦数或濡数。

13.2　穴位注射技术在痛经中的临床应用

13.2.1　技术一

取穴　中极、关元、三阴交。

用药　当归注射液或 0.5% 普鲁卡因注射液。

药物（器具）制备　一次性注射器（5ml）1 支。

操作规程　一次性 5ml 注射器，抽取上述药液。穴位局部皮肤用碘伏或乙醇常规严格消毒，直视下采用无痛手法刺入穴位，至有酸胀感回抽无出血时即将药液缓慢注入。每穴位 1~2ml。每日 1 次，10 天为 1 个疗程。

注意事项　注射药液前普鲁卡因应先做过敏试验，以防意外。

13.2.2　技术二

取穴　血海、关元、次髎、膀胱俞。

用药　红花注射液 6~8ml。

药物（器具）制备　一次性注射器（5ml）1 支。

操作规程　一次性 5ml 注射器，抽取上述药液。每次选 2~3 个穴位。穴位局部皮肤用碘伏或乙醇常规严格消毒，直视下采用无痛手法刺入穴位，至有酸胀感回抽无出血时即将药液缓慢注入。每穴位注入 1~2ml。每日 1 次，月经来潮前 1 周及经期注射。

注意事项　继发性痛经，要配合治疗原发病。

13.2.3　技术三

取穴　肾俞、上髎、气海、关元。

用药　当归注射液 2ml 加 1% 普鲁卡因溶液 2ml。

药物（器具）制备　一次性注射器（5ml）1 支。

操作规程　一次性 5ml 注射器，抽取上述药液。每次选 3 个穴位，交替使用。穴位局部皮肤用碘伏或乙醇常规严格消毒，直视下采用无痛手法刺入穴位，至有酸胀感回抽无出血时即将药液缓慢注入。每穴位注入 1~2ml，每日 1 次，7 次为 1 个疗程。

注意事项　注射药液前普鲁卡因应先做过敏试验，以防意外。

13.2.4　技术四

取穴　肾俞穴。

用药　注射用水。

药物（器具）制备　一次性注射器（5ml）1 支。

操作规程　一次性 5ml 注射器，抽取上述药液。穴位局部皮肤用碘伏或乙醇常规严格消毒，直视下采用无痛手法刺入穴位，至有酸胀感回抽无出血时即将药液缓慢注入 0.5ml，使局部隆起约 1cm 大小皮丘。并可见毛孔变粗，有灼热疼痛感。

13.2.5　技术五

取穴　三阴交（双）、十七椎下穴。

用药　5% 当归注射液 4ml、复方氨基比林注射液 4ml。

药物（器具）制备　一次性注射器（5ml）1 支。

操作规程 一次性 5ml 注射器,抽取上述药液混合。穴位局部皮肤用碘伏或乙醇常规严格消毒,直视下采用无痛手法刺入穴位,至有酸胀感回抽无出血时即将药液缓慢注入。三阴交穴各注射上述混合药液 3ml,十七椎下穴注射 2ml。一般在月经前 2~3 日或月经期间进行注射,每日 1 次。

13.2.6 技术六

取穴 中极、关元、三阴交穴。气滞血瘀配膈俞穴,寒湿凝滞配脾俞穴,气血虚弱者配足三里穴。

用药 气滞血瘀型用 5% 当归注射液 4ml,寒湿凝滞型用 5% 当归注射液 2ml 加胎盘组织液 2ml,气血虚弱型用胎盘组织液 4ml。

药物(器具)制备 一次性注射器(5ml)1 支

操作规程 一次性 5ml 注射器,抽取上述药液混合。穴位局部皮肤用碘伏或乙醇常规严格消毒,直视下采用无痛手法刺入穴位,至有酸胀感回抽无出血时即将药液缓慢注入。每穴位注入 1ml,每日或隔日 1 次,左右交替,10 次为 1 个疗程。

13.2.7 技术七

取穴 环跳、关元或上髎、次髎穴。

用药 1% 普鲁卡因注射液。

药物(器具)制备 一次性注射器(5ml)1 支。

操作规程 一次性 5ml 注射器,抽取上述药液混合。穴位局部皮肤用碘伏或乙醇常规严格消毒,直视下采用无痛手法刺入穴位,至有酸胀感回抽无出血时即将药液缓慢注入。每穴位注入 0.5~1ml,每日 1 次。

13.2.8 技术八

取穴 肾俞、次髎、关元、血海、三阴交穴。

用药 2% 普鲁卡因 1ml 加 0.9% 氯化钠注射液适量,或取当归注射液或红花注射液 6~8ml。

药物(器具)制备 一次性注射器(5ml)1 支。

操作规程 一次性 5ml 注射器,抽取上述药液混合。穴位局部皮肤用碘伏或乙醇常规严格消毒,直视下采用无痛手法刺入穴位,至有酸胀感回抽无出血时即将药液缓慢注入。腰痛重者取腰部 1 穴,腹痛甚者取腹部 1 穴,再配用双下肢 1 穴,每穴注药 1ml 左右,每日 1~2 次。下一次治疗应于月经来潮前 1~2 天开始,可预防或减轻痛经发作,连续治疗 3~5 个经期。

14 小儿厌食

14.1 小儿厌食的概述

14.1.1 小儿厌食的概念

厌食是小儿常见的脾胃病证，以长期食欲不振、厌食拒食为特点。大多由喂养不当，饮食失节而致脾胃失和所引起。本病各个年龄都可发生，以1~3岁多见，城市儿童发病率较高，发病无明显季节性，但夏季暑湿时令，可使症状加重。患儿除食欲不振外无其他症状，预后良好，但病程长者，可造成气血生化不足，抵抗力低下，容易罹患他病，甚则转为疳证。

厌食一症，古代虽无专门论述，但医籍中提到的"恶食"、"不思饮食"、"不嗜食"颇似本病。厌食不包括因外感时邪及某些慢性疾病而出现的食欲不振。

14.1.2 病因病理

(1) 西医病因病理

1) 胃肠疾病：消化性溃疡、急慢性肝炎、慢性肠炎、各种原因引起的腹泻及长期便秘，都是其常见病因。

2) 药物：易引起恶心、呕吐的药物，如红霉素、磺胺等药可引起厌食。

3) 全身器质性疾病：如结核病、某些结缔组织疾病、肝功能下降、消化道瘀血等。

4) 喂养不当、不良饮食习惯是厌食症之主要原因。高蛋白、高糖、零食、生活无规律等均可导致本症。

5) 长期精神刺激、强烈惊吓、对儿童要求过高、过分注意小儿饮食等则可导致神经性厌食。

(2) 中医病因病机

1) 饮食失节，调摄不当引起，如家长缺乏育婴知识，片面强调给予高营养滋补食品，超越脾胃正常运化功能，损伤脾胃之气，而致厌食，甚至拒食。

2) 病后失调、脾气大伤亦为厌食的常见病因，尤其温热病后，津液耗伤，脾胃气阴俱虚，受纳运化失常，而致厌恶进食。

3) 先天不足是部分婴儿厌食的原因，胎禀怯弱，元气不足，五脏虚损，脾胃薄弱，出生之后即食欲不振，不思乳食。

4）小儿因精神失于调护，或环境突然改变等因素，也能引起厌食。

14.1.3 临床表现

明显的厌食是本病的主要临床表现。每日进食量较前减少，患者消瘦、体重下降、发育迟缓，多伴见恶心、呕吐及顽固性便秘等。由于长期的进食过少，可出现营养不良、低代谢综合征。如疲乏无力、反应淡漠、皮肤粗糙、注意力不集中等。

14.1.4 临床诊断

(1) 西医诊断

1）长期食欲不振而无其他疾病者。

2）面色少华，形体偏瘦，但精神尚好，活动如常。

3）有喂养不当史，如进食不定时定量，过食生冷、甘甜之物，吃零食及偏食等。

(2) 中医诊断

1）脾胃不和：食欲不振，甚则厌食、拒食，食少而无味，多食或强迫进食可见脘腹饱胀，形体略瘦，面色欠华，精神良好，舌苔薄白或薄白腻。

2）脾胃气虚：食欲不振，少气懒言，精神委靡，大便溏薄，夹不消化食物残渣，舌淡，苔薄。

3）胃阴不足：不欲进食，口舌干燥，食少饮多，皮肤失润，大便干，小便黄赤，舌红少津，舌苔少或花剥，脉细数。

14.2 穴位注射技术在小儿厌食中的临床应用

14.2.1 技术一

取穴 足三里穴。

用药 维生素 D_2 胶性钙注射液 0.5~1ml 及维生素 B_{12} 注射液 25~50μg。

药物（器具）制备 一次性注射器（5ml）1 支。

操作规程 一次性 5ml 注射器，抽取上述药液。穴位局部皮肤用碘伏或乙醇常规严格消毒，直视下采用无痛手法刺入穴位，至有酸胀感回抽无出血时即将药液缓慢注入。每 3 日 1 次，3 次为 1 个疗程。

14.2.2 技术二

取穴 足三里穴。

用药　维生素 B_1 注射液 25~50mg。

药物（器具）制备　一次性注射器（5ml）1 支。

操作规程　一次性 5ml 注射器，抽取上述药液。穴位局部皮肤用碘伏或乙醇常规严格消毒，直视下采用无痛手法刺入穴位，至有酸胀感回抽无出血时即将药液缓慢注入。每日 1 次，5 次为 1 个疗程。

14.2.3　技术三

取穴　足三里穴。

用药　维生素 D_3 注射液。婴儿用 30 万 U，并发严重佝偻病者或 10 岁以上者用 40 万~60 万 U。

药物（器具）制备　一次性注射器（5ml）1 支。

操作规程　一次性 5ml 注射器，抽取上述药液。穴位局部皮肤用碘伏或乙醇常规严格消毒，直视下采用无痛手法刺入穴位，至有酸胀感回抽无出血时即将药液缓慢注入。每周 1 次，4 次为 1 个疗程。

14.2.4　技术四

取穴　天突、内关。

用药　甲氧氯普胺注射液 2ml。

药物（器具）制备　一次性注射器（5ml）1 支。

操作规程　一次性 5ml 注射器，抽取上述药液。穴位局部皮肤用碘伏或乙醇常规严格消毒，直视下采用无痛手法刺入穴位，至有酸胀感回抽无出血时即将药液缓慢注入。每穴位注入 0.5ml，每日 1 次。主治小儿厌食、食后即吐等。

15　视神经萎缩

15.1　视神经萎缩的概述

15.1.1　视神经萎缩的概念

视神经萎缩系因视神经退行性病变所致的以视盘颜色变淡或苍白为主要病理改变的疾病。临床上习惯将所有视盘颜色变淡均称为视神经萎缩，而实际上有时视盘颜色变淡可由其表面血管减少等导致，视力、视野等均无异常。视神经萎缩是多种眼及全身病变对神经损伤的最终结果，亦可由遗传、外伤等导致，发病率高，对患者生活质量影响大，治疗困难，为常见的致盲或低视力的主要病种之一。

本病属中医"青盲"范畴，又名"黑盲"。

15.1.2　病因病理

(1) 西医病因病理

1）血管性：如视网膜动、静脉阻塞，睫状血管硬化或阻塞，大出血后视神经营养障碍等。

2）视神经节细胞纤维变性、视盘水肿等。

3）炎症：如视神经炎、眼内炎、梅毒等。

4）继发于颅压升高：如脑肿瘤。

5）中毒或营养缺乏：如烟酒中毒、乙胺丁醇中毒等。

6）代谢性：如糖尿病。

7）外伤：如刺伤、拳头打伤等。

8）眼压升高：如青光眼。

9）病变视神经的视网膜光感受器、神经节细胞及轴突广泛损害，最终神经纤维消失，胶质增生。

(2) 中医病因病机

该病多因先天禀赋不足；或久病体虚，气血不足；或劳伤肝肾，精气亏损，而目系失养；或肝郁气滞，气机不达；或外伤头目，经络受损，气滞血阻等而致目络瘀滞导致。病因及全身病机虽有多端，但最终局部病机主要有：一为目系失养，二为目络瘀阻。

15.1.3 临床表现

1）症状：视力明显下降，严重者无光感；或有视力突降史，久未恢复；眼外观无异常。

2）体征：瞳孔光反射正常、迟钝或消失。视野可为向心性缩小、中心暗点、双颞侧偏盲、同侧偏盲等。

3）眼底检查：视盘色淡或苍白、灰白、蜡黄；视盘边界清楚，生理凹陷稍扩大、加深，视网膜及血管均无异常者，称原发性视神经萎缩（又称下行性视神经萎缩）；视盘边界模糊，动脉变细，血管旁可有白鞘者，称继发性视神经萎缩；除视盘颜色改变外，尚有严重的视网膜、血管、脉络膜病变（原发病）表现者，为上行性视神经萎缩。

15.1.4 临床诊断

(1) 西医诊断

依据视力下降、眼底视盘颜色改变不难确诊。必要时做视野及视觉诱发电位检测可帮助诊断。但有时病因诊断较为困难，需经全面检查及家族史调查等。

(2) 中医诊断

1）肝肾亏虚证：视力渐降，甚者失明，眼外观无异常；眼底见视盘色淡，边缘清或不清；全身见有腰膝酸软，头晕耳鸣；舌淡苔白，脉沉细无力。

2）肝郁气滞证：视物昏矇，渐至失明；眼底见视盘色白，或有病理性凹陷如环；兼情志抑郁，胁肋胀痛，食少太息，口苦；舌红，脉弦或弦细。

3）气血两虚证：视力缓降，时有波动，渐至视物困难；眼底见视盘苍白或灰白，血管变细；兼久病体弱，少气乏力，面白唇淡，心悸失眠；舌淡苔薄白，脉沉细无力。

4）气滞血瘀证：视力下降日久，或因头目外伤，视力下降不复；眼底见视盘苍白，或兼血管变细；兼头眼疼痛，健忘失眠，也可无明显不适；舌暗有瘀斑，脉涩或细。

15.2 穴位注射技术在视神经萎缩中的临床应用

15.2.1 技术一

取穴 肝俞、肾俞、风池。

用药 维生素 B_1 注射液 100mg、维生素 B_{12} 注射液 100μg。

药物（器具）制备 一次性注射器（5ml）1支。

操作规程 一次性5ml注射器，抽取上述药液。穴位局部皮肤用碘伏或乙醇常规严格消毒，直视下采用无痛手法刺入穴位，至有酸胀感回抽无出血时即将药液缓慢注入双侧肝俞、肾俞穴，每穴位注入1.25ml，每日1次，10次为1个疗程。休息3天进行下疗程治疗，可进行4~5疗程治疗。

注意事项 肝俞、肾俞穴、风池穴均不宜盲目深刺。

15.2.2 技术二

取穴 睛明、球后、风池、太阳、养老、臂臑、肝俞、脾俞、肾俞、足三里、三阴交。

用药 维生素B_{12}注射液100μg或毛冬青注射液。

药物（器具）制备 一次性注射器（5ml）1支。

操作规程 一次性5ml注射器，抽取上述药液。穴位局部皮肤用碘伏或乙醇常规严格消毒，直视下采用无痛手法刺入穴位，至有酸胀感回抽无出血时即将药液缓慢注入。每次选用3~4穴，远近配合。每穴注入药物0.5~1ml。每日1次。

注意事项 面部穴位注射0.5ml。

15.2.3 技术三

取穴 肝俞、肾俞、翳明、光明、足三里。

用药 复方樟柳碱注射液2ml。

药物（器具）制备 一次性注射器（5ml）1支。

操作规程 一次性5ml注射器，抽取上述药液。穴位局部皮肤用碘伏或乙醇常规严格消毒，直视下采用无痛手法刺入穴位，至有酸胀感回抽无出血时即将药液缓慢注入。每次选用1~2穴，双侧交替使用。每次注入药物0.5~1ml，每日1次。

注意事项 肝俞、肾俞穴不宜深刺。

15.2.4 技术四

取穴 主穴：承泣、球后；配穴：风池、大椎、哑门。

用药 主穴用维生素B_{12}注射液，配穴用醋谷胺注射液。

药物（器具）制备 一次性注射器（5ml）1支。

操作规程 一次性5ml注射器，抽取上述药液。穴位局部皮肤用碘伏或乙醇常规严格消毒，直视下采用无痛手法刺入穴位，至有酸胀感回抽无出血时即将药液缓慢注入。每次选用主穴1对，双侧穴位注射维生素B_{12}0.5ml，两穴交替使用。配穴用醋谷胺每穴位注射 1~2ml，诸穴交替，每日 1 次。

注意事项 球后穴不提插、不捻转。

15.2.5 技术五

取穴 肝俞、肾俞、翳风、光明、足三里。

用药 10% 胎盘组织液。

药物（器具）制备 一次性注射器（5ml）1 支。

操作规程 一次性 5ml 注射器，抽取药液。每次选 1~2 穴。穴位局部皮肤用碘伏或乙醇常规严格消毒，直视下采用无痛手法刺入穴位，至有酸胀感回抽无出血时即将药液缓慢注入 0.5~1ml。每日 1 次。

注意事项 肝俞、肾俞穴不宜深刺。

15.2.6 技术六

取穴 主穴：睛明、瞳子髎、攒竹、健明、球后、承泣、阳白；配穴：丝竹空、鱼腰、肝俞、大椎、合谷、光明、肾俞、太阳。

用药 毛冬青注射液、复方丹参注射液、维生素 B_1 注射液。

药物（器具）制备 一次性注射器（5ml）1 支。

操作规程 一次性 5ml 注射器，抽取药液。每次选主配穴各一个。穴位局部皮肤用碘伏或乙醇常规严格消毒，直视下采用无痛手法刺入穴位，至有酸胀感回抽无出血时即将药液缓慢注入 0.3~0.5ml。隔日 1 次，7 次为 1 个疗程。

注意事项 面部穴位用皮试针头注入药物 0.3ml，其他穴位用 5 号针头，注入药物 0.5ml。

15.2.7 技术七

取穴 球后穴。

用药 当归注射液或三七注射液。

药物（器具）制备 一次性注射器（5ml）1 支。

操作规程 一次性 5ml 注射器，抽取药液。穴位局部皮肤用碘伏或乙醇常规严格消毒，直视下采用无痛手法刺入穴位，至有酸胀感回抽无出血时即将药液缓慢注入。隔日或隔 2 日 1 次。

注意事项 穴位注射后按压数分钟防止出血。

15.2.8 技术八

取穴 主穴：球后、睛明、风池、大椎；配穴：曲池、合谷、肾俞、肝俞、胆俞、足三里、三阴交。

用药 维生素 B_{12} 注射液 500μg、胎盘组织液 2ml。

药物（器具）制备 一次性注射器（5ml）1 支。

操作规程 一次性 5ml 注射器，抽取上述药液。每次选主穴 1 个，配穴 2 个，并选面部另一主穴。穴位局部皮肤用碘伏或乙醇常规严格消毒，直视下采用无痛手法刺入穴位，至有酸胀感回抽无出血时即将药液缓慢注入 0.2ml。余药配合肌苷注射液、眼明注射液、维生素 B_1 注射液肌内注射，三种药物交替使用，每日和或隔日 1 次。10 次为 1 个疗程。休息 3~5 天，继续进行下 1 个疗程治疗。

16　分泌性中耳炎

16.1　分泌性中耳炎的概述

16.1.1　分泌性中耳炎的概念

分泌性中耳炎是以鼓室积液及听力下降为主要临床特征的中耳非化脓性疾病，如分泌物极其黏稠而呈胶冻状，则称为"胶耳"，本病可分为急性、慢性两种。本病一年四季均可发病，以冬春季节多见。本病为儿童常见的致聋原因之一，尤其在发展中国家多见。急性分泌性中耳炎若能得到及时、合理治疗，预后较好。若病程迁延不愈，则可成为慢性分泌性中耳炎。若细菌大量繁殖，则可成为化脓性中耳炎。若中耳积液黏稠日久，则可引起鼓膜与鼓室粘连，听力下降明显。

本病中医称"耳胀、耳闭"，又有"风聋"、"气闭耳聋"之称。

16.1.2　病因病理

(1) 西医病因病理

1) 咽鼓管功能障碍：被认为是本病的主要原因，包括咽鼓管阻塞不通以及咽鼓管功能失调。咽鼓管阻塞常见原因有腺样体肥大、下鼻甲过度肥大、咽鼓管炎症及水肿、鼻咽部肿瘤（尤其是鼻咽癌）、后鼻孔或鼻咽部填塞过久、头颈部放疗等；咽鼓管清洁防御功能不良在本病的发生中也起着重要的作用，常见原因有咽鼓管黏膜纤毛系统受损而功能障碍、咽鼓管开闭不全等，均与本病的发生有着明确的关系。

2) 气压损伤：大气压急剧变化，可以造成中耳功能异常，如乘坐飞机、登山等可导致本病的发生。

3) 感染：病毒或细菌感染也是本病发生的重要原因之一。

4) 免疫反应：与本病的发生也有一定的关系。

5) 病理：咽鼓管机械性阻塞或功能失调，中耳形成负压，或免疫复合物沉积在中耳黏膜，导致黏膜毛细血管渗透性增加，产生渗出液积聚中耳腔；或因感染引起中耳黏膜水肿、毛细血管扩张、腺体分泌增加；均可导致本病发生。

(2) 中医病因病机

1) 风邪袭耳，痞塞耳窍：卫表不固，风邪袭肺，循经上犯，结穴受病，壅塞耳窍，经气不宜而为本病。

2）肝胆蕴热，上壅耳窍：外感邪热内传肝胆，或肝郁化火上扰耳窍，致火热之邪壅闭耳窍而为本病。

3）脾虚湿困，痰湿泛耳：久病伤脾，清阳不升，耳窍失养；水湿不化，内生痰浊，蒙蔽清窍而为本病。

4）邪毒滞留，气血瘀阻：耳胀反复发作，或日久不愈，邪毒滞留，日久入络，气血瘀阻，闭塞清窍而为本病。

16.1.3　临床表现

1）耳堵塞、闷胀感：是患者常见的主诉，急性期耳内胀闷不适，或有微痛，儿童患者则疼痛明显，甚至可以成为儿童患者夜间急诊的主诉；慢性期耳内堵塞，如塞棉花感，一般无耳痛。在打哈欠、喷嚏、牵拉耳郭、按压耳屏或擤鼻时暂时性好转。

2）听力减退：有程度不同的耳聋，当中耳液体清稀时，听力随头位变动而有所变化；当中耳液体黏稠时，听力不随头位变动而有变化，常伴自听增强。在打哈欠、喷嚏、牵拉耳郭、按压耳屏或擤鼻时暂时性好转。小儿患者多由家长发现反应迟钝、学习成绩下降而就医。

3）耳鸣：多呈间歇性发作，可呈搏动性耳鸣。中耳积液多时，呵欠、擤鼻、张口，耳内可有气过水声。当运动、摇头时耳内可有水流动感。

4）鼓膜：急性期鼓膜周边放射状充血，鼓膜或呈淡红色，内陷明显，失去光泽，中耳积液明显时，可见液平面，鼓膜呈淡黄、暗黄或琥珀色，咽鼓管吹张后，可见气液面或气泡，鼓膜活动度不同程度受限。慢性期，可见鼓膜暗淡，或有钙化斑。少数可见鼓膜菲薄、透明，为纤维层萎缩所致。

5）纯音听阈测试：绝大多数为传导性耳聋，听力损失程度不一，以低频为主。

6）声导抗测试：分泌性中耳炎的典型表现为平坦型（B 型）鼓室导抗图，亦可出现负压低峰 C 型鼓室导抗图。

7）诊断性鼓膜穿刺术：诊断性穿刺可以明确鼓室有无积液及其性状。

16.1.4　临床诊断

(1) 西医诊断

1）病史：多有感冒病史；或急性分泌性中耳炎反复发作史。

2）临床症状：以耳内胀闷堵塞感、听力下降为主要症状，在打哈欠、喷嚏、牵拉耳郭、按压耳屏或擤鼻时暂时性好转。病变有急、慢性区分。

3）检查：急性期鼓膜轻度充血、内陷，或中耳有积液；慢性期鼓膜增厚凹陷，或见灰白色斑块，或萎缩粘连。听力检查以传导性耳聋常见。声导抗检查呈 B 型或 C 型鼓室导抗图。

(2) 中医诊断

1) 风邪袭耳，痞塞耳窍：耳内作胀、或有微痛，耳鸣如闻风声，听力减退，自听增强，鼓膜微红或不红、轻度内陷或有液平，鼻黏膜红肿，可伴有发热恶寒、鼻塞头痛，咽痛咳嗽，周身不适，苔薄，脉浮；或有发热、口苦、咽干、舌边尖红，苔薄黄，脉浮弦数。

2) 肝胆蕴热，上壅耳窍：耳内作痛，胀闷堵塞，耳鸣如机器声，听力下降，或耳不闻声，鼓膜内陷，周边充血，鼓室内或有黄稠积液，口苦口干，烦躁易怒，胸胁苦闷，舌红苔黄，脉弦数。

3) 脾虚湿困，痰湿泛耳：耳内胀闷堵塞，日久不愈，耳鸣嘈杂，听力渐降。鼓膜内陷、混浊，鼓室积液清稀较多，可有肢倦乏力，面色不华，食少便溏，容易感冒，头身困重，舌淡或淡胖，边有齿印，脉细滑或细缓。

4) 邪毒滞留，气血瘀阻：耳内闷堵阻塞感明显，甚至如物阻隔，日久不愈，耳鸣如蝉，或嘈杂声，听力下降明显，逐渐加重，鼓膜内陷明显，甚至粘连，鼓膜增厚，有灰白色钙化斑，全身或见纳呆腹胀，头晕失眠，腰膝酸软等，舌淡黯，或有瘀点，脉细涩。

16.2 穴位注射技术在分泌性中耳炎中的临床应用

16.2.1 技术一

取穴 听宫、翳风、耳门。

用药 当归注射液，维生素 B_1 注射液。

药物（器具）制备 一次性注射器（5ml）1 支。

操作规程 一次性 5ml 注射器，抽取上述药液。穴位局部皮肤用碘伏或乙醇常规严格消毒，直视下采用无痛手法刺入穴位约 0.5 寸，然后针尖朝下刺入 0.5 ~1 寸，至有酸胀感时即将药液缓慢注入 0.5ml。双侧穴位交替使用，每日注射 1 次。

注意事项 注射药液前一定要回抽，防止注入气管或刺破血管。

16.2.2 技术二

取穴 听宫、翳风、耳门穴。

用药 丹参注射液或丹红注射液。

药物（器具）制备 一次性注射器（5ml）1 支。

操作规程 一次性 5ml 注射器，抽取上述药液。穴位局部皮肤用碘伏或乙醇常规严格消毒，直视下采用无痛手法刺入穴位约 0.5 寸，然后针尖朝下刺入 0.5 ~1 寸，至有酸胀感时即将药液缓慢注入 0.5ml。双侧穴位交替使用，每日注射 1 次。

注意事项 本方法适用于耳闭实证者。

16.2.3 技术三

取穴 听宫、听会、翳风、耳门穴。

用药 当归注射液。

药物（器具）制备 一次性注射器（5ml）1 支。

操作规程 一次性 5ml 注射器，抽取药液。穴位局部皮肤用碘伏或乙醇常规严格消毒，直视下采用无痛手法刺入穴位约 0.5 寸，然后针尖朝下刺入 0.5~1 寸，至有酸胀感时即将药液缓慢注入 0.5ml。双侧穴位交替使用，隔日注射 1 次。5 次为 1 个疗程。

注意事项 本方法适用于耳闭实证者。

17 梅尼埃病

17.1 梅尼埃病的概述

17.1.1 梅尼埃病的概念

梅尼埃病是由于膜迷路积水而引起的以发作性旋转性眩晕、波动性耳鸣、感音性耳聋和耳内胀满感为主要表现的内耳疾病。该病属耳科难治性疾病之一，本病有自愈倾向，且其间歇期的时间长短不一，其预后与患者体质、病程长短、发作频率、治疗情况、工作生活状况等有关。发作期大多数患者经及时治疗，能够痊愈，但本病有复发特点，多次发作者，可以遗留顽固性的耳鸣、不可逆性耳聋，但一般不会危及生命。也有部分患者痊愈后很少复发。

本病中医称"耳眩晕"，又有真眩晕、头眩、掉眩、眩晕、眩冒、旋晕、脑转、风头眩、头晕之称。

17.1.2 病因病理

(1) 西医病因病理

1) 本病发生常以情绪波动、疲劳、受凉等因素为诱因；其病因与发病机制不十分明确，大多数学者认为与内淋巴代谢紊乱、免疫反应、自主神经功能紊乱、病毒感染、内分泌障碍等因素有关。

2) 病理：发作期突出表现为内淋巴液增多，膜迷路积水。球囊的水肿，使其向壶腹脚移位，壶腹终顶受刺激，产生眩晕；病情若进一步发展，内淋巴压力升高，使蜗管前庭壁、球囊膜甚至基膜破裂，内外淋巴液混合，蜗神经和毛细胞的外环境发生变化，产生一系列眩晕与耳聋症状。

(2) 中医病因病机

1) 风邪外袭：气候突变，起居失常，易遭风邪侵袭，风邪善行数变，上扰清窍，而致眩晕。

2) 痰浊中阻：脾胃虚弱，水湿不化，内生痰浊，阻遏中焦，清阳不升，浊阴不降，蒙蔽清窍，而致眩晕。

3) 肝阳上扰：肝气郁结，化火生风，上扰清窍，或暴怒气上，升发太过，上扰清窍，而致眩晕。

4）寒水上泛：肾阳虚衰，温煦失职，内生寒湿，上泛清窍，耳窍失养，而致眩晕。

5）髓海不足：先天不足，或后天失养，或房劳过度，耗伤肾精，髓海空虚，清窍失养，而致眩晕。

6）上气不足：脾气虚弱，气血生化不足，清阳无以不承，清窍失养，而致眩晕。

17.1.3 临床表现

1）眩晕：为突然发作的旋转性眩晕，头部运动可使眩晕加重，可于任何时间发作，持续时间为数 10 分钟至数小时不等，但一般不超过 24 小时，缓解后仍然可有头晕、不稳定感，数日后进入间歇期。眩晕可反复发作，无论症状如何剧烈，但患者始终神志清楚。

2）耳鸣：可能是本病最早发生的症状，发作初期常为眩晕症状所掩盖，随眩晕缓解而缓解或消失，但反复发作者，间歇期仍然耳鸣。

3）耳聋：早期为低频下降型感觉神经性耳聋，随眩晕发作而呈波动性发作，反复发作者，其听力损失逐渐加重，且不易恢复。发作期常伴有重振现象。

4）耳胀满感：表现为耳内发胀或压迫感。

5）全身症状在发作期可有恶心、呕吐、出冷汗、面色苍白、精神紧张、表情恐惧等症状，但无意识障碍。

6）检查可见自发性眼震；早期电测听为低频下降型感音神经性聋，听力图为上升型，后期高频听力也下降，听力图变为平坦型；早期前庭功能正常或轻度减退，反复发作者可出现向健侧的优势偏向，晚期出现半规管轻瘫或功能丧失。

17.1.4 临床诊断

（1）西医诊断

1）病史：大多数有反复发作史。

2）临床症状：以突然发作的旋转性眩晕，伴波动性耳鸣、耳聋，耳内胀满感（即"四联征"）为主。反复发作的眩晕典型症状是诊断本病的主要依据。发作期可有恶心、呕吐、出冷汗、面色苍白、精神紧张、表情恐惧等全身症状，但无意识障碍。

3）检查：自发性眼震；早期电测听为低频下降型感音神经性聋，听力曲线为上升型，后期高频听力也下降，听力曲线变为平坦型；早期前庭功能正常或轻度减退，反复发作者可出现向健侧的优势偏向，晚期出现半规管轻瘫或功能丧失。

(2) 中医诊断

1) 风邪外袭：突发眩晕，恶心呕吐，发热恶寒，鼻塞流涕，咳嗽咽痛，舌红，苔薄黄，脉浮数。

2) 痰浊中阻：眩晕频发，耳鸣耳聋，呕恶痰涎，头脑胀重如裹，胸闷不适，心悸纳呆，倦怠神疲，舌淡，苔白腻，脉濡滑。

3) 肝阳上扰：情绪波动、心情不舒、烦躁发怒等诱发眩晕，头脑胀痛，耳鸣耳聋，胸胁苦满，口苦咽干，面红目赤，易惊多梦，舌质红，苔黄，脉弦数。

4) 寒水上泛：眩晕屡发，耳鸣耳聋，心下悸动，咳痰稀白，呕恶清涎，腰背冷痛，四肢不温，精神不振，夜尿频多，舌质淡胖，苔白滑，脉沉细弱。

5) 髓海不足：眩晕时发，耳鸣耳聋，失眠多梦，腰膝酸软，精神不振，手足心热，男子遗精，舌质嫩红，苔少，脉细数。

6) 上气不足：眩晕频发，劳则加重，耳鸣耳聋，面色无华，唇甲色淡，少气懒言，语声低微，食少乏力，腹胀便溏，舌质淡，脉细弱。

17.2　穴位注射技术在梅尼埃病中的临床应用

17.2.1　技术一

取穴　风池、内关、太冲、丰隆穴。

用药　天麻注射液。

药物（器具）制备　一次性注射器（5ml）1 支。

操作规程　选用 5ml 一次性注射器抽取药液。对所选穴位皮肤常规消毒后，用左手拇指、食指固定穴位部位周围皮肤，右手持注射器快速刺入穴位皮下组织，然后上下提插以取得酸胀感为宜，回抽无血后便可将药物缓慢注入。出针时速度宜快，用消毒干棉球按压片刻。每个穴位注射 2ml，每日 1 次，双侧轮流取穴，10 天为 1 个疗程，2 个疗程后观察疗效。

注意事项　适用于痰浊中阻型眩晕或脾虚型眩晕。

17.2.2　技术二

取穴　风池、内关、太冲、丰隆穴。

用药　复方丹参注射液。

药物（器具）制备　一次性注射器（5ml）1 支。

操作规程　用 5ml 一次性注射器抽取复方丹参注射液 4ml 备用。对所选穴位行皮肤常规消毒后，用左手拇指、食指撑开周围皮肤，右手持注射器快速刺入穴位皮下组织，然后上下提插以患者有酸胀感为度，回抽无血后将药液缓慢注入。

拔针时速度宜快,用无菌干棉球按压 2~3 分钟。每个穴位注射 2ml,每日 1 次,双侧轮流取穴,10 天为 1 个疗程,连续 2 个疗程。

注意事项 适用于眩晕属肝阳上扰型。

17.2.3 技术三

取穴 申脉、后溪、神门、合谷、肾俞、太溪、足三里、蠡沟、大陵、内关、三阴交穴。

用药 5%~10% 葡萄糖注射液或维生素 B_{12} 注射液。

药物（器具）制备 一次性注射器（5ml）1 支。

操作规程 一次性 5ml 注射器,抽取上述药液。穴位局部皮肤用碘伏或乙醇常规严格消毒,直视下采用无痛手法刺入穴位 0.5~1 寸,至有酸胀感时即将药液缓慢注入。每次选 2~3 穴,每穴位注入药物 0.5~1.0ml,每日 1 次或隔日 1 次。

注意事项 本法适用于虚症。

17.2.4 技术四

取穴 耳穴:皮质下、内耳、枕 1、神门;体穴:耳门、翳风、三焦俞、中脘穴。

用药 0.5% 普鲁卡因注射液。

药物（器具）制备 一次性注射器（5ml）1 支。

操作规程 每次选耳穴、体穴各 2 穴。一次性 5ml 注射器,抽取上述药液。穴位局部皮肤用碘伏或乙醇常规严格消毒,直视下采用无痛手法刺入穴位,耳穴每穴注药 0.1ml,余药分别注入各体穴。每日 1 次,3 天为 1 个疗程。

注意事项 注射药液前一定要回抽,防止注入气管或刺破血管。

17.2.5 技术五

取穴 耳穴:额、心、交感、神门、胃、内分泌、肾上腺、枕。

用药 维生素 B_1 注射液。

药物（器具）制备 一次性注射器（5ml）1 支。

操作规程 一次性 5ml 注射器,抽取上述药液。嘱患者头后仰,穴位局部皮肤用碘伏或乙醇常规严格消毒,直视下采用无痛手法刺入穴位约 0.3 寸,将药液缓慢注入 0.2ml。每次取 1~2 穴,隔日注射 1 次,一般注射 6 次为 1 个疗程。

18 特发性突聋

18.1 特发性突聋的概述

18.1.1 特发性突聋的概念

特发性突聋又名突发性聋，是指短时间内迅速发生的原因不明的明显的感音神经性聋。患者听力损失可在数分钟或数小时内达到高峰，或可伴有耳鸣及眩晕。本病春秋季节易发，多见单耳发病，发病年龄多在40~60岁。

本病为耳科急症，特发性突聋其预后较其他感音神经性聋好，部分患者可自愈。一般情况下，开始治疗越迟，预后越差；听力损失越重，或伴严重眩晕者，预后越差；听力图呈陡降型者较上升型者预后差；病程越长，预后越差，病程超过1个月者大多数患者听力无法提高。

中医称本病为"暴聋"。

18.1.2 病因病理

(1) 西医病因病理

1) 发病诱因：生气、忧郁、焦虑、悲伤，或疲劳、饮酒、受凉及感冒等常年可诱发本病。

2) 病毒感染：病毒可以经过血液循环、蛛网膜下腔经蜗小管、鼓室圆窗进入内耳。临床致病病毒有腮腺炎病毒、流行性感冒病毒、副流感病毒、麻疹病毒、风疹病毒、带状疱疹病毒、鼻病毒、EB病毒、水痘病毒、柯萨奇病毒等。病毒增殖并与红细胞黏附，导致内耳血运障碍，细胞坏死。

3) 内耳供血障碍：内耳血管栓塞、出血、痉挛等均可导致内耳血运障碍，引起特发性突聋。

(2) 中医病因病机

1) 风热侵袭：肺经之结穴在耳中，寒暖失调，肺卫不固，风热外袭，循经上犯，蒙蔽清窍，耳窍失其"清能感音，空可纳音"的功能，引发暴聋。

2) 肝火上扰：表邪入里，侵犯少阳，或暴怒伤肝，气郁化火，导致肝胆火热循经上扰清窍，引发暴聋。

3) 痰火郁结：脾运失常，水湿内停，郁生痰火，郁于清窍，引发暴聋。

4）血瘀耳窍：气机不畅，或外伤、爆震等均可伤及气血，导致血瘀耳窍，清窍闭塞，引发暴聋。

18.1.3 临床表现

1）主要症状：突然发生的明显的耳聋，表现为几分钟或数小时内急骤的听力下降，有少数患者听力下降缓慢，可在 3 天内达到最低点；耳聋程度多为中、重度，甚至全聋。可伴有耳周沉重、麻木感、耳内堵塞感等，约半数患者有单耳高音调或低频耳鸣，大多随听力恢复而消失；部分患者可伴有程度较轻的暂时性眩晕，多在一周内可逐渐消失。少部分患者其听力损失在 1~2 周内可能逐渐自行痊愈。

2）全身症状：可有上呼吸道感染症状，或恶心、呕吐、出冷汗等。

3）检查：可见外耳道、鼓膜、鼓室导抗图正常；电测听示患耳中、重度感音神经性聋，听力图多为高频下降及平坦型；重振试验阳性；可有自发性眼震、位置性眼震或半规管瘫痪；CT、MRI 检查示内耳道及颅脑无明显病变。

18.1.4 临床诊断

（1）西医诊断

1）病史：可有受凉感冒、情绪刺激、或过度疲劳等病史。

2）临床症状：以病因不明地突然发生的非波动性的中、重度的感音神经性耳聋为主，可伴有耳周沉重、麻木感、耳鸣、眩晕、恶心、呕吐等症状，但不反复发作。

3）检查：电测听示患耳中、重度感音神经性聋，听力曲线多为高频下降及平坦型；重振试验阳性；可有自发性眼震、位置性眼震或半规管瘫痪；CT、MRI检查示内耳道及颅脑无明显病变。

（2）中医诊断

1）风热侵袭：突发听力下降，呈感音神经性聋，伴吹风样耳鸣，或伴有耳胀闷感，昼夜不停，可伴有发热恶寒、鼻塞流涕、咳嗽头痛等，舌红，苔薄黄，脉浮数。

2）肝火上扰：多由情绪刺激诱发，耳突发聋，耳鸣如闻风雷声，头痛眩晕，夜寐不宁，口苦咽干，面红目赤，烦躁郁怒，胸胁胀痛，便秘尿黄，舌红，苔黄，脉弦数有力。

3）痰火郁结：突发耳聋，耳鸣耳闷，头重目眩，胸闷失眠，咳嗽痰涎，口淡无味，二便不爽，舌红，苔黄腻，脉滑数。

4）血瘀耳窍：突发耳聋，耳鸣嘈杂，或伴眩晕，可有外伤、爆震史，舌质暗红或有瘀点，脉细涩。

18.2　穴位注射技术在特发性突聋中的临床应用

18.2.1　技术一

取穴　听宫、翳风、完骨。

用药　当归注射液。

药物（器具）制备　一次性注射器（5ml）1支。

操作规程　一次性5ml注射器，抽取上述药液。穴位局部皮肤用碘伏或乙醇常规严格消毒，直视下采用无痛手法刺入穴位，至有酸胀感回抽无血时即将药液缓慢注入。双侧穴位交替使用，每穴每次注射1ml，每日或隔日注射1次。

18.2.2　技术二

取穴　风池、翳风、耳门、听宫、外关、三阴交。

用药　0.1%~0.25%普鲁卡因注射液。

药物（器具）制备　一次性注射器（5ml）1支。

操作规程　一次性5ml注射器，抽取上述药液。穴位局部皮肤用碘伏或乙醇常规严格消毒，直视下采用无痛手法刺入穴位，至有酸胀感回抽无血时即将药液缓慢注入。每次取面部、体部各1组穴（双侧）。每穴位注入药物0.5~1.5ml，每日1次，诸穴轮注，10次为1个疗程，休息1周，再进行下疗程治疗。

18.2.3　技术三

取穴　听宫、翳风、足三里、太溪、肾俞。

用药　丹参注射液。

药物（器具）制备　一次性注射器（5ml）1支。

操作规程　一次性5ml注射器，抽取上述药液。穴位局部皮肤用碘伏或乙醇常规严格消毒，直视下采用无痛手法刺入穴位，至有酸胀感回抽无血时即将药液缓慢注入。双侧穴位轮替使用，每次每穴位注入药物0.5~2ml，隔日1次。

注意事项　本方法适用于实证。

18.2.4　技术四

取穴　第一组肾俞、三焦俞、配翳风、听宫；第二组：听宫、完骨；第三组：听会；第四组：翳风、耳门或翳风、听会。

用药　0.5%普鲁卡因注射液、0.9%氯化钠注射液、5%~10%葡萄糖注射液。

药物（器具）制备　一次性注射器（5ml）1支。

操作规程 一次性 5ml 注射器，抽取上述药液。穴位局部皮肤用碘伏或乙醇常规严格消毒，直视下采用无痛手法刺入穴位，至有酸胀感回抽无血时即将药液缓缓注入。每次每穴位注入药物 0.5ml，每日 1 次，或每周治疗 2 次。

注意事项 选穴时耳前、耳后穴位交替使用，或每次选耳前，耳后各一穴，每组轮替选用。

18.2.5 技术五

取穴 听宫、听会、翳风、耳门、百会、合谷。

用药 维生素 B_1 注射液或维生素 B_{12} 注射液。

药物（器具）制备 一次性注射器（5ml）1 支。

操作规程 一次性 5ml 注射器，抽取上述药液。穴位局部皮肤用碘伏或乙醇常规严格消毒，直视下采用无痛手法刺入穴位，至有酸胀感回抽无血时即将药液缓慢注入。双侧穴位轮替使用每次每穴位注入药物 0.5~1.0ml，每日 1 次。

18.2.6 技术六

取穴 翳风、翳明、听宫、四渎、外关。

用药 辅酶 A50U、维生素 B_{12} 注射液。

药物（器具）制备 一次性注射器（5ml）1 支。

操作规程 一次性 5ml 注射器，抽取药液。穴位局部皮肤用碘伏或乙醇常规严格消毒，直视下采用无痛手法刺入穴位，至有酸胀感回抽无血时即将药液缓慢注入。每次选 2~3 穴（双侧），每穴位注入药物 0.5~1ml。隔日 1 次。

18.2.7 技术七

取穴 外耳、内耳、肾（耳穴）。

用药 维生素 B_1 注射液。

药物（器具）制备 一次性注射器（5ml）1 支。

操作规程 一次性 5ml 注射器，每次选一种药物，抽取药液。穴位局部皮肤用碘伏或乙醇常规严格消毒，直视下采用无痛手法刺入穴位，至有酸胀感时即将药液缓慢注入。双侧穴位轮替使用，每次每穴位注入药物 0.2ml，隔日 1 次，10~15 次为 1 个疗程。

18.2.8 技术八

取穴 太冲、阳陵泉、肝俞。交替使用听会、翳风。加减：少寐加神门、心俞；头痛加风池、太阳；食欲不振加足三里、三阴交。

用药 维生素 B_1 注射液、维生素 B_{12} 注射液。

药物（器具）制备 一次性注射器（5ml）1 支。

操作规程 一次性 5ml 注射器，，抽取维生素 B_1 注射液 100mg、维生素 B_{12} 注射液 100μg 混合摇匀。穴位局部皮肤用碘伏或乙醇常规严格消毒，直视下采用无痛手法刺入穴位，至有酸胀感时即将药液缓慢注入。双侧穴位轮替使用，每次每穴位注入药物 0.5~1ml，每日 1 次。

18.2.9 技术九

取穴 聋 1、聋 2、聋 3、听会、上廉泉、合谷。

用药 0.5%普鲁卡因注射液、维生素 B_1 注射液。

药物（器具）制备 一次性注射器（5ml）1 支。

操作规程 备 2 寸毫针 4 根，针刺前 4 穴，每日选 2 穴交替针刺。一次性 5ml 注射器，抽取药液。穴位局部皮肤用碘伏或乙醇常规严格消毒，直视下采用无痛手法刺入穴位，至有酸胀感时即将药液缓慢注入两侧合谷穴，每日 1 次。待患者有听觉时，还应以药液行上廉泉、合谷交替注射。10 天为 1 个疗程，一般 2~3 个疗程见效，疗程间隔 3 天。

19　过敏性鼻炎

19.1　过敏性鼻炎的概述

19.1.1　过敏性鼻炎的概念

过敏性鼻炎也称变应性鼻炎，是主要发生于鼻黏膜的以Ⅰ型变态反应为主的疾病，包括常年变应性鼻炎和花粉症。本病为临床常见病、多发病，且随着社会工业的兴旺发展，其发病率呈现出上升趋势。本病不分男女，多见于30岁以下青壮年，小儿患者也不少，无地域性。本病若得到及时而有效的治疗，多可控制疾病发作，若因不重视而延误治疗可导致鼻息肉、鼻窦炎、哮喘等，严重影响患者的生活质量及工作形象。

中医称本病为"鼻鼽"，又有"鼽嚏"等不同的病名，以突然和反复发作的鼻痒、打喷嚏、流清涕、鼻塞等为主要特征。

19.1.2　病因病理

(1)　西医病因病理

1）遗传因素：患者特应性体质，使其血清 IgE 抗体常呈高水平状态，在患者的鼻黏膜中，引发变应性鼻炎的靶细胞如肥大细胞、嗜酸粒细胞等数量增多，释放化学介质的能力过强。

2）抗原物质：引起变应性鼻炎的抗原物质主要是吸入性物质，如花粉、屋尘、螨虫、真菌、室内尘土、动物皮屑、羽毛、化学物质等；其次为食入性变应原，如牛奶、鱼虾、蛋类、水果、肉类等。

3）病理：表现为鼻黏膜组织间隙水肿、毛细血管扩张、通透性增加、腺体分泌增加、嗜酸粒细胞聚集等，黏膜呈现苍白色。以上病理改变在间歇期可以恢复，但多次或反复发作者，可导致黏膜肥厚及息肉样变。

(2)　中医病因病机

1）肺气虚寒，卫表不固：肺开窍于鼻，肺气虚弱，卫表不固，风寒外邪乘虚犯肺，营卫不调，寒饮停聚鼻窍，遂致喷嚏、流清涕、鼻塞等，发为鼻鼽。

2）脾气虚弱，化生不足：脾为后天之本，脾气虚弱，清阳不升，鼻窍失养，异气易从口鼻侵袭；脾失健运，水湿壅滞鼻窍，遂致喷嚏、流清涕、鼻塞等，发为鼻鼽。

3) 肾阳不足，温煦失职：肾主水，肾阳为一身阳气之本，肾阳不足，肺失温煦，气不归元，命门火衰，寒水上犯，遂致喷嚏、流清涕、鼻塞等，发为鼻鼽。

4) 肺经伏热，上犯鼻窍：肺气通于鼻，过食辛辣，邪热犯肺，郁热上犯鼻窍，肃降失职，亦可发为鼻鼽。

19.1.3 临床表现

1) 主要症状为以突然和反复发作的鼻痒、打喷嚏、流清涕、鼻塞等为主要特征。本病发作时主要表现为鼻痒，鼻内虫爬行感或奇痒难耐，花粉症患者可伴有眼睛、外耳道、软腭等处发痒；喷嚏频频，多在变应原后立刻发作，每次多于3个，甚至连续10个以上；大量清水样分泌物，每天需要大量纸巾或更换数条手绢；鼻塞程度轻重不一。以上症状呈阵发性发作，发作快、消失快。在间歇期以上症状减轻或消失。

2) 全身症状可有恶寒肢冷、易感风寒、食欲不振、神疲倦怠、腰膝冷痛等。

3) 检查可见发作期鼻黏膜多为苍白水肿或淡白、灰白、淡蓝色，或充血色红；鼻甲肿大，反复发作者可有中鼻甲息肉样变或肥大；鼻道有大量水样鼻涕。

4) 实验室检查：多数患者鼻分泌物涂片可见较多嗜酸粒细胞、肥大细胞和杯状细胞，特异性 IgE 抗体阳性，变应原皮肤试验阳性。注意：变应原皮肤试验阳性检查前须停用抗过敏药一周以上。

19.1.4 临床诊断

(1) 西医诊断

1) 病史：部分患者可提供过敏史及家族史。

2) 临床症状：以鼻内瘙痒、喷嚏频频、大量清涕、鼻塞为主，呈阵发性，具有突然发作和反复发作的特点。或伴有其他局部和全身症状。

3) 检查：以鼻黏膜色淡，鼻甲肿大为主；反复发作者可有中鼻甲息肉样变或肥大。间歇期以上特征不明显。

4) 实验室检查：变应原皮肤试验阳性可以确诊。

(2) 中医诊断

1) 肺气虚寒，卫表不固：阵发性鼻塞、鼻痒、喷嚏频作、多清涕、嗅觉时好时差，畏风怕冷，遇风冷易发或早晚易发，平素易感冒，气短懒言，自汗面白，或咳喘无力，鼻黏膜肿大色淡。舌质淡，舌苔薄白，脉虚弱。

2) 脾气虚弱，化生不足：阵发性鼻痒，喷嚏频发，鼻塞，流清涕，面色无华，消瘦纳呆，腹胀便溏，倦怠乏力，鼻甲水肿光滑，成年人多呈息肉样变，舌淡胖，边有齿痕，苔薄白，脉弱无力。

3）肾阳不足，温煦失职：鼻痒，喷嚏频频，清涕量多。腰膝酸软，形寒肢冷，面色苍白，神疲乏力，鼻甲肿大光滑，黏膜淡白或紫暗，鼻道有水样分泌物，舌淡，苔白，脉沉细无力。

4）肺经伏热，上犯鼻窍：多在酷热暑天而发，鼻痒，喷嚏频作，流清涕，鼻塞。全身或见鼻干，鼻气燃热，口干烦热，便秘溲赤，鼻黏膜肿胀色红或暗红，舌质偏红，苔白或黄，脉数。

19.2 穴位注射技术在过敏性鼻炎中的临床应用

19.2.1 技术一

取穴 双侧迎香穴。

用药 地塞米松注射液 1ml，加少量 1% 普鲁卡因。

药物（器具）制备 一次性注射器（2ml）1 支。

操作规程 迎香穴局部皮肤用碘伏或乙醇常规严格消毒，一次性 2ml 注射器，抽取地塞米松注射液 1ml，加少量 1% 普鲁卡因。采用无痛手法刺入迎香穴皮肤约 0.2 寸。至有酸胀感时即将药液缓慢注入。双侧迎香穴注射，隔日 1 次，每穴注入药量 0.5ml，6 次为 1 个疗程。

注意事项 进针时针尖方向向鼻翼，深及骨面。

19.2.2 技术二

取穴 下关穴。

用药 地塞米松注射液 1ml、1% 利多卡因注射液 2ml。

药物（器具）制备 一次性注射器（5ml）1 支、6.5 号针头。

操作规程 穴位局部皮肤用乙醇常规严格消毒，一次性 5ml 注射器，抽取地塞米松注射液 1ml，加 1% 利多卡因 2ml 混合后。采用无痛手法刺入下关穴皮肤深 2.5~3mm。抽吸无回血，即将药液缓慢注入 1.5ml。余量注入对侧。隔日 1 次，4 次为 1 个疗程，休息一周可进行下一疗程。

注意事项 穴位注射后按压片刻，防止渗血。

19.2.3 技术三

取穴 风池、迎香、口禾髎为主穴；肺俞、脾俞、肾俞为配穴。

用药 维丁酸性钙或维生素 B_1 注射液、胎盘组织液。

药物（器具）制备 一次性注射器（5ml）1 支。

操作规程 每次选主穴、配穴各一对，穴位局部皮肤用碘伏或乙醇常规严格消毒，一次性 5ml 注射器，抽取药液，采用无痛手法刺入所选穴位，至有酸胀感时即将药液缓慢注入。每穴位注入药物 0.5~1ml，每日 1 次，10 次为 1 个疗程。

注意事项 面部穴位注药 0.5ml，体部穴位注射药液 1ml。

19.2.4 技术四

取穴 双侧迎香穴、双侧足三里穴。

用药 曲安奈德注射液 2ml、2% 利多卡因注射液 1ml、维生素 B_{12} 注射液 1ml。

药物（器具）制备 一次性注射器（5ml）1 支。

操作规程 穴位局部皮肤用碘伏或乙醇常规严格消毒，一次性 5ml 注射器，抽取上述药液，采用无痛手法刺入迎香穴皮肤约 0.2 寸，至有酸胀感时即将药液缓慢注入 1ml。同法行对侧穴位注射按压针孔约 3 分钟无出血后，同法行双侧足三里穴注射，每穴位 1ml。每周 2 次，4 次为 1 个疗程。

注意事项 迎香穴进针时针尖方向向鼻翼，深及骨面。

20 慢性咽炎

20.1 慢性咽炎的概述

20.1.1 慢性咽炎的概念

慢性咽炎是咽部黏膜、黏膜下及淋巴组织的慢性弥漫性炎症。常与上呼吸道慢性炎症同时存在。本病多发生于成年人，病程较长，症状顽固。本病根据病变的轻重程度不同，临床上分为慢性单纯性咽炎、慢性肥厚性咽炎、慢性萎缩性咽炎。

本病中医称"慢喉痹"，部分书籍中也名为"阴虚喉痹"、"虚火喉痹"等。

20.1.2 病因病理

(1) 西医病因病理

1) 急性咽炎或扁桃体炎反复发作，或未经彻底治疗转为慢性。

2) 邻近器官慢性疾病造成鼻道阻塞而长期用口呼吸或炎性分泌物后流，经常刺激咽部。如鼻炎、鼻窦炎、龋齿、牙周炎及鼻咽部慢性炎症等。

3) 环境及职业因素的影响，如讲话过多、烟酒、有害气体、粉尘的刺激及经常食辛辣食物。

4) 各种慢性疾病，如贫血、消化吸收功能障碍、内分泌功能失调、心血管疾病、下呼吸道的慢性炎症、营养不良及免疫功能低下等均可诱发本病。

(2) 中医病因病机

1) 肺肾阴虚，虚火上炎：温热病后，或劳伤过度，耗伤肺肾阴液，使咽喉失于滋养，加之虚火上炎，灼于咽喉，发为喉痹。

2) 脾胃虚弱，咽喉失养：因思虑过度，劳伤脾胃，或饮食不节，或久病伤脾，或药物伤中，致脾胃虚损，生化不足，津不上承，咽喉失养，则发为喉痹。

3) 脾肾阳虚，咽失温煦：因于房劳过度，或操劳过甚，或久病误治，或过用寒凉之品，以致脾肾阳虚，肾阳虚则虚阳浮越，上扰咽喉；或脾肾阳气亏损，失去温运固摄功能，寒邪凝闭，阳气无以上布于咽而为病。

4) 痰凝血瘀，结聚咽喉：饮食不节，损伤脾胃，运化失常，水湿停聚为痰，凝结咽喉；或喉痹反复发作，余邪滞留于咽，久则经脉瘀滞，咽喉气血壅滞而为病。

20.1.3 临床表现

1）主要症状：咽部不适感，可有咽干、咽痛、咽痒、灼热、异物感等。总感觉咽部有痰，引起刺激性咳嗽。萎缩性咽炎有时咳出带臭味的痂皮。

2）全身症状：多不明显。

3）检查：可见咽黏膜血管弥漫性扩张充血，呈暗红色。慢性单纯性咽炎黏膜充血肿胀，咽后壁可见散在的淋巴滤泡，表面常附有少量黏稠分泌物。慢性肥厚性咽炎的咽黏膜下广泛结缔组织及淋巴组织增生，可见黏膜及腭弓充血肥厚，腭垂肿大，两侧咽侧索呈条索状充血增厚。咽后壁淋巴滤泡显著增大，呈颗粒状或融合成片。萎缩性咽炎的咽黏膜萎缩变薄，干燥苍白，咽后壁常附有带臭味的痂皮。

20.1.4 临床诊断

(1) 西医诊断

1）病史：本病的病程一般较长，多有咽痛反复发作史。

2）临床表现：以局部症状为主，全身症状多不明显。咽部可出现异物感、干燥、灼热、发痒、微痛等多种不适症状。

3）检查：可见咽黏膜充血、肥厚，咽后壁淋巴滤泡增生，或咽黏膜干燥萎缩。慢性单纯性咽炎与慢性肥厚性咽炎的区别在于黏膜肥厚于淋巴滤泡增生的程度不同；干燥性咽炎与萎缩性咽炎则为同一疾病的不同阶段。

(2) 中医诊断

1）肺肾阴虚，虚火上炎：咽部干燥，灼热疼痛不适，午后较重，或咽部异物感，干咳痰少而稠，或痰中带血，午后潮热，盗汗颧红，手足心热，舌红少津，脉细数。

2）脾胃虚弱，咽喉失养：咽喉梗梗不利或痰黏着感，咽燥微痛，口干而不欲饮或喜热饮，易恶心作呕，或时有呃逆反酸，若受凉、疲倦、多言则症状加重。平素容易感冒，倦怠乏力，短气懒言，动则汗出，胃纳欠佳，或腹胀，大便不调，舌质淡红边有齿印，苔薄白，脉细弱。

3）脾肾阳虚，咽失温煦：咽部异物感，梗梗不利，痰涎稀白，面色苍白，形寒肢冷，腰膝冷痛，腹胀纳呆，下利清谷，舌质淡嫩，舌体胖，苔白，脉沉细弱。

4）痰凝血瘀，结聚咽喉：咽部异物感、痰黏着感、灼热感，或咽微痛，痰黏难咯，咽干不欲饮，易恶心呕吐，胸闷不适。舌质暗红，或有瘀斑瘀点，苔白或微黄，脉弦滑。

20.2 穴位注射技术在慢性咽炎中的临床应用

20.2.1 技术一

取穴 两侧咽后壁黏膜下做小丘状点状注射（不宜太深）。

用药 1%普鲁卡因注射液 3ml、注射用水 2ml、维生素 B_1 注射液。

药物（器具）制备 一次性注射器（5ml）1 支。

操作规程 一次性 5ml 注射器，抽取上述药液。嘱患者张口，压舌板下压舌体，暴露咽后壁黏膜，直视下刺咽后壁黏膜下做小丘状点状注射。每次 3 个点，每点 0.3~0.5ml，每周注射 1 次，一般注射 4~5 次为 1 个疗程。

注意事项 维生素 B_1 注射液用于萎缩性咽炎和干燥性咽炎。

20.2.2 技术二

取穴 阿是穴（第五颈椎旁开 5 分处）。

用药 5%当归注射液。

药物（器具）制备 一次性注射器（5ml）1 支。

操作规程 穴位局部皮肤用碘伏或乙醇常规严格消毒，一次性 5ml 注射器，抽取上述药液 1ml，采用无痛手法刺入穴位约 0.5 寸，至有酸胀感时即将药液缓慢注入 0.5ml。同法行对侧穴位注射，按压针孔约 3 分钟无出血，术毕。每日 1 次，10 次为 1 个疗程。

注意事项 针刺不宜太深，不宜靠内侧，以防伤及神经。

20.2.3 技术三

取穴 合谷、尺泽、天突、孔最、扶突、心俞。

用药 穿心莲注射液。

药物（器具）制备 一次性注射器（5ml）1 支。

操作规程 穴位局部皮肤用碘伏或乙醇常规严格消毒。一次性 5ml 注射器，抽取上述药液 5ml 摇匀。每次选 2~3 穴，两组交替使用。采用无痛手法刺入穴位皮肤 0.5~1 寸。至有酸胀感时即将药液缓慢注入 1ml，每日注射 1 次。

注意事项 本法适用于风热喉痹。

20.2.4　技术四

取穴　血海、太冲、肾俞。

用药　丹参注射液。

药物（器具）制备　一次性注射器（5ml）1支。

操作规程　穴位局部皮肤用碘伏或乙醇常规严格消毒。一次性5ml注射器，抽取上述药液3ml摇匀，双侧穴位交替使用，采用无痛手法刺入穴位皮肤0.5～1寸。至有酸胀感时即将药液缓慢注入1ml，每日注射1次。

注意事项　本法适用于阴虚喉痹。

21 咽异感症

21.1 咽异感症的概述

21.1.1 咽异感症的概念

咽异感症是指除疼痛以外的咽部的异常感觉。多数由非器质性病变引起，少数为器质性改变。中年女性多见。本节主要论述由非器质性病变引起的咽异感症。本病一般愈后良好。

非器质性病变引起的咽异感症，中医称之为"梅核气"。

21.1.2 病因病理

(1) 西医病因病理

1) 非器质性因素：多数由精神因素引起，情绪变化或精神紧张，如焦虑、忧郁、癔症、疑癌症、咽神经官能症等。患者咽喉、气管、食管均无器质性病变，主要是大脑功能失调导致咽部感觉功能异常。

2) 器质性因素：局部疾病和全身性疾病都可引起咽部异常感觉。局部疾病如咽炎、扁桃体炎、咽部异常、腭垂或茎突过长、咽肌或食管肌痉挛、反流性食管炎、颈椎病以及咽、喉、食管等部位癌肿的早期。全身性疾病如严重的缺铁性贫血、自主神经功能紊乱、围绝经期综合征、甲状腺功能亢进或低下等。

(2) 中医病因病机

1) 肝郁气滞：平素情志抑郁，肝失条达，肝气郁结，气机阻滞，肝气上逆，阻结于咽喉而发病。

2) 痰气互结：由于思虑伤脾，或肝病乘脾，以致脾虚运化失健，津液不得输布，聚湿生痰，痰气互结于咽喉而发病。

21.1.3 临床表现

1) 主要症状：咽喉部无痛性的异常感觉为主要症状。因人而异可见到异物感、蚁爬感、紧迫感、痰黏着感等。空咽时感觉明显为其特征，进食时无阻碍。有时不适感觉可随吞咽上下活动。异常感觉的部位常见于口咽至胸骨上窝之间，以后咽部较多。症状常与患者的情绪有关。

2）全身症状：全身可伴见抑郁、焦虑、急躁等精神症状。

3）检查：咽部检查多无异常表现。必要时可用纤维喉镜、食管镜、颈部X线摄片、食管钡剂X线透照及甲状腺B超等检查以除外器质性病变。器质性病变引起者，可发现相应的异常。

21.1.4 临床诊断

(1) 西医诊断

1）病史：多有情绪波动等诱因，可有时轻时重或反复发作病史。

2）临床症状：以咽喉部无痛性的异常感觉为主要症状，全身可伴见抑郁、焦虑、急躁等精神症状。

3）检查：咽部检查无异常表现。

(2) 中医诊断

1）肝郁气滞：咽部异物感，空咽时感觉明显为其特征，进食时无阻碍。常伴见抑郁多疑，胸胁脘腹胀满，心烦郁怒，善太息，脉弦。

2）痰气互结：咽部异物感、痰黏感，常清嗓而痰不易咳出。或见咳嗽痰白，肢倦纳呆，脘腹胀满，舌淡胖，苔白腻，脉滑。

21.2 穴位注射技术在咽异感症中的临床应用

21.2.1 技术一

取穴 天突穴。

用药 1%利多卡因注射液、维生素 B_{12} 注射液。

药物（器具）制备 一次性注射器（5ml）1支。

操作规程 一次性5ml注射器，抽取上述药液。嘱患者头后仰，暴露颈部胸骨上窝天突穴，穴位局部皮肤用碘伏或乙醇常规严格消毒，直视下采用无痛手法刺入穴位约0.5寸，然后针尖朝下刺入1.5寸，至有酸胀感时即将药液缓慢注入2ml。隔日注射1次，一般注射6次为1个疗程。

注意事项 注射药液前一定要回抽，防止注入气管或刺破血管。

21.2.2 技术二

取穴 廉泉穴。

用药 地塞米松注射液。

药物（器具）制备 一次性注射器（5ml）1支。

操作规程 嘱患者头后仰，暴露下颌廉泉穴，一次性5ml注射器，抽取上述药液。穴位局部皮肤用碘伏或乙醇常规严格消毒，采用无痛手法刺入穴位 1～1.5寸，至有酸胀感时即将药液缓慢注入1ml。按压针孔约3分钟无出血，术毕。每日1次，10次为1个疗程。

注意事项 注射前一定要回抽，防止刺入血管。

22　功能性失声

22.1　功能性失声的概述

22.1.1　功能性失声的概念

功能性失声又称癔症性失声，是由于明显的心理因素引起的暂时性发声障碍，是癔症的一种表现。多见于青年女性。

本病中医称"暴喑"、"肝郁失音"。

22.1.2　病因病理

(1) 西医病因病理

1) 与心理因素有关，一般有情绪激动或精神受刺激史，如生活事件、内心冲突，或过度悲哀、恐惧、忧郁、紧张、激怒等。

2) 少数患者发生于睡眠后醒转时或患重病之后，也可见于月经失调者。

3) 可能与大脑皮质遭受过度刺激产生"超限抑制"有关。

(2) 中医病因病机

1) 肝郁气阻：情志不舒，暴怒伤肝，或因悲、愤、忧、恐刺激，致肝失条达，气机郁滞，碍于咽喉，以致失声。

2) 心气不舒：遭遇不遂，思虑伤心，心气不舒。若久郁心气，心阴耗伤，脏失所养，心神受扰，以致失声。

3) 脾虚气滞：七情所伤，肝气郁结，肝气横逆犯脾，脾运不及，脾虚气滞，碍于咽喉而致失声。

22.1.3　临床表现

1) 以突然失声为主要表现，或仅能发出"嘘嘘"的耳语声。但咳嗽或哭笑时声音往往如常。

2) 全身伴随症状多为抑郁、悲伤等精神症状。

3) 检查可见咽喉部黏膜色泽多无异常。喉镜检查，见声带处于轻度外展位，深吸气时更甚，咳嗽或发笑时声带能内收。嘱患者发"衣"声时声带不能完全内收达中线位。

22.1.4 临床诊断

(1) 西医诊断

1) 病史：多有情绪波动史。

2) 临床症状：以突然失声为主要表现。

3) 检查：咽部检查无异常表现，除外咽喉部其他病变。

(2) 中医诊断

1) 肝郁气阻：突然不语，拒绝说话，或仅有耳语声，精神抑郁，胸胁苦闷，善太息，心烦易怒，或口苦咽干。舌质淡红，苔薄白，脉弦。

2) 心气不舒：突然不语，沉默不言，精神恍惚，抑郁萎顿，多疑善虑，主事健忘，喜怒无常，心胸微闷，常在围绝经期发病。舌质淡红，苔薄白，脉弦细。

3) 脾虚气滞：突然不语，气短耳语，情绪低落，悲观厌世，少言寡欢，头昏头重，困倦怔忡，脘腹微满，食后腹胀，四肢无力。舌苔白腻，脉濡滑。

22.2 穴位注射技术在功能性失声中的临床应用

22.2.1 技术一

取穴 扶突穴。

用药 当归注射液。

药物（器具）制备 一次性注射器（5ml）1支。

操作规程 一次性5ml注射器，抽取上述药液2ml摇匀。嘱患者头后仰，暴露颈部扶突穴，头偏向一次。穴位局部皮肤用碘伏或乙醇常规严格消毒，直视下采用无痛手法刺入穴位0.5~1寸，至有酸胀感时，回抽无血即将药液缓慢注入2ml。每日注射1次。双侧穴位交替使用。

注意事项 注射药液前一定要回抽，防止注入气管或刺破血管。

22.2.2 技术二

取穴 廉泉穴、强音穴（喉结旁开2寸）。

用药 0.9%氯化钠注射液。

药物（器具）制备 一次性注射器（5ml）1支。

操作规程 一次性5ml注射器，抽取上述药液2ml摇匀。嘱患者头后仰，暴露颈部注射穴位，头偏向一次。穴位局部皮肤用碘伏或乙醇常规严格消毒，直视下采用无痛手法刺入穴位0.5~1寸，至有酸胀感时，回抽无血即将药液缓慢注入。每穴位注射1ml，每次两穴，每日注射1次，双侧穴位交替使用，10次为1个疗程。

注意事项 注射前一定要回抽，防止刺入血管。

22.2.3 技术三

取穴 主穴：足三里；配穴：人迎、增音、廉泉。

用药 参脉注射液。

药物（器具）制备 一次性注射器（5ml）1支。

操作规程 一次性5ml注射器，抽取上述药液2ml摇匀。穴位局部皮肤用碘伏或乙醇常规严格消毒，直视下采用无痛手法刺入穴位0.5~1寸，至有酸胀感时，回抽无血即将药液缓慢注入。每穴位注入1ml，每次两穴，双侧穴位交替使用，每日注射1次，10次为1个疗程。

注意事项 应用于失音属脾虚型。

23 口疮

23.1 口疮的概述

23.1.1 口疮的概念

口疮又称复发性口疮、复发性口腔溃疡，是最常见的口腔黏膜疾病。本病可发于任何年龄，以青壮年为多，女性略多于男性。

23.1.2 病因病理

(1) 西医病因病理

本病病因尚不清楚，多认为是一种自身免疫性疾病。临床上常见其与失眠、便秘、疲劳、精神紧张、月经周期等相伴发，可能与内分泌障碍、胃肠功能紊乱、肠道寄生虫、病毒感染、变态反应、局部刺激等因素有关。

(2) 中医病因病机

本病病因病机多较复杂，临床上以实火和（或）虚火所致多见，但也有属虚寒者，正如《口齿类要》所指出的"上焦实热，中焦虚寒，下焦阴火，各经传变所致。"日久难治者，大多寒热虚实错杂。

1）心脾积热：劳心过度，心火妄动，或过食辛辣厚味，脾胃积热，或复感风热毒邪，内外邪热蕴灼于口而发口疮。或因口腔不洁，邪毒侵袭，引动心脾经热，上攻于口而生口疮。

2）阴虚火旺：素体阴虚，或劳损伤阴，或邪热伤阴，口腔失于濡养，加之虚火上灼，遂发口疮。

3）脾肾阳虚：素体阳虚，或劳损伤阳，或药、食损阳，致脾肾阳气虚衰，虚阳（或阴火）上越，口舌生疮。

23.1.3 临床表现

1）本病可发生于任何年龄，但以青壮年多见。溃疡好发于唇、颊、舌尖、舌边缘等处黏膜。初起，口腔黏膜充血、水肿，出现粟粒大小的红点，很快破溃成圆形或椭圆形溃疡，直径为 3~5mm，中央稍凹下，表面覆以灰黄色假膜。自觉烧灼痛，遇刺激则疼痛加剧，影响进食与说话。经过 7~10 天，溃疡可自行愈合，不留瘢痕。

2）有的病例，其溃疡可逐渐扩大至直径 1~2cm，并向深层发展，形成中央凹陷，边缘不整而隆起的"弹坑状"损害。病程长，有时可达数月之久，愈后可留瘢痕。

3）可伴有相应病证的全身表现。

23.1.4 临床诊断

(1) 西医诊断

1）以口腔黏膜出现单个或数个直径 3~5mm 的溃疡、灼热疼痛为主要表现。

2）起病较快，一般 7~10 天愈合，若此起彼伏，则病程延长。愈后常易复发。

3）口腔检查：口腔黏膜溃疡较表浅，呈圆形或椭圆形，单发或多发，表面有淡黄色分泌物附着，溃疡周围黏膜大多充血。

(2) 中医诊断

1）心脾积热：口内疼痛，口渴，口臭，尿短黄，便秘。口疮周围充血明显。舌质红，苔黄，脉数。

2）阴虚火旺：口内疼痛，口干，手足心热，乏力。舌质红，苔少欠润，脉细数。

3）脾肾阳虚：口内疼痛，口不渴，或伴畏寒、便溏、腹胀。舌质淡，苔薄白，脉细弱。

23.2 穴位注射技术在口疮中的临床应用

23.2.1 技术一

取穴 足三里穴、三阴交穴。

用药 1%利多卡因注射液、干扰素注射液。

药物（器具）制备 一次性注射器（5ml）1 支。

操作规程 一次性 5ml 注射器，抽取干扰素 1 支加 2ml 利多卡因注射液，取足三里或三阴交穴位为进针点，穴位局部皮肤用碘伏或乙醇常规严格消毒，直视下采用无痛手法刺入皮下后缓慢推药，以患者感觉局部酸麻胀感为好，持续 1 分钟左右，拔针后压迫 1 分钟。以 7 天为 1 个疗程。

23.2.2 技术二

取穴 第一组足三里、曲池；第二组：阴陵泉、合谷。

用药 2.5%枸橼酸钠注射液、肘静脉血。

药物（器具）制备 一次性注射器（10ml）、6.5号注射针头。

操作规程 用10ml注射器6.5号注射针头，抽取2.5%枸橼酸钠注射液0.6～0.9ml，再抽取肘静脉血6～9ml，立即摇匀，分别迅速刺入上述穴内，得气后注入自血，每穴（单侧）1.5～2.25ml，每次注射1组穴位，两组穴位轮流使用，2次为1个疗程。发作期每3天治疗1次，缓解期每7天治疗1次。

注意事项 该方法近期能消肿止痛、祛腐生肌、促进溃疡愈合，远期有防止复发的效果。

23.2.3 技术三

取穴 牵正、颊车、曲池、手三里。

用药 维生素B_1注射液。

药物（器具）制备 一次性注射器（5ml）1支。

操作规程 一次性5ml注射器，抽取上述药液摇匀。穴位局部皮肤用碘伏或乙醇常规严格消毒，直视下采用无痛手法刺入穴位，至有酸胀感回抽无出血时即将药液缓慢注入。每次取2穴（双侧），各穴轮替使用，每次每穴注入药物0.5ml，每日1次。

23.2.4 技术四

取穴 主穴：廉泉、中冲；配穴：支沟、照海。

用药 维生素B_2注射液。

药物（器具）制备 一次性注射器（5ml）1支。

操作规程 同技术三。

23.2.5 技术五

取穴 曲池、足三里。

用药 维生素B_1注射液、维生素B_6注射液。

药物（器具）制备 一次性注射器（5ml）1支。

操作规程 一次性5ml注射器，抽取上述药液各2ml摇匀。穴位局部皮肤用碘伏或乙醇常规严格消毒，直视下采用无痛手法刺入穴位，至有酸胀感回抽无出血时即将药液缓慢注入。每次每穴注入药物1～2ml，每日1次，两穴轮替（双侧）。

23.2.6 技术六

取穴 廉泉、三阴交。

用药 转移因子注射液。

药物（器具）制备 一次性注射器（5ml）1支。

操作规程 一次性5ml注射器，抽取上述药液2ml摇匀。穴位局部皮肤用碘伏或乙醇常规严格消毒，直视下采用无痛手法刺入穴位，至有酸胀感回抽无出血时即将药液缓慢注入2ml。每周1~2次，4次为1个疗程。

23.2.7 技术七

取穴 颊车、人迎、牵正、承浆、曲池、足三里。

用药 当归注射液。

药物（器具）制备 一次性注射器（5ml）1支。

操作规程 一次性5ml注射器，抽取上述药液。穴位局部皮肤用碘伏或乙醇常规严格消毒，直视下采用无痛手法刺入穴位，至有酸胀感时即将药液缓慢注入。每次选3~4穴。各穴轮替使用，每穴注入药物0.5ml，每日或隔日1次。

注意事项 本方法用于阴虚火旺口疮。

23.2.8 技术八

取穴 承浆穴。

用药 0.5%普鲁卡因注射液。

药物（器具）制备 一次性注射器（5ml）1支。

操作规程 一次性5ml注射器，抽取上述药液。穴位局部皮肤用碘伏或乙醇常规严格消毒，直视下采用无痛手法刺入穴位，至有酸胀感回抽无回血时即将药液缓缓注入1~2ml。隔日注射1次。

23.2.9 技术九

取穴 天容穴。

用药 1%利多卡因注射液或地塞米松注射液。

药物（器具）制备 一次性注射器（5ml）1支。

操作规程 一次性5ml注射器，抽取上述药液。穴位局部皮肤用碘伏或乙醇常规严格消毒，直视下采用无痛手法刺入穴位，至有酸胀感回抽无回血时即将药液缓慢注入0.8~1ml。隔日注射1次。

24 牙痛

24.1 牙痛的概述

24.1.1 牙痛的概念

牙痛是口腔科最常见的临床症状之一，发病原因各有不同。

中医认为牙痛是一常见病，历代医家积累了丰富的治疗牙痛的方法和经验。

24.1.2 病因病理

(1) 西医病因病理

1) 牙源性因素

a. 牙本质深龋：冷、热、酸、甜刺激或食物嵌入龋洞内均可引起疼痛，刺激去除，疼痛多可很快消失。检查可见有牙本质深龋的存在，邻面龋与充填物周围的继发龋需仔细检查才能发现。

b. 牙髓炎：急、慢性牙髓炎均有牙痛。急性牙髓炎表现为自发性、阵发性锐痛，早期疼痛持续时间较短，缓解时间较长。随着病情发展，缓解时间缩短，疼痛持续时间延长，对温度刺激敏感；有时冷刺激使疼痛加剧，热刺激使疼痛缓解；有时热刺激使疼痛加剧，冷刺激使疼痛缓解；夜间痛更明显，睡眠时体位的变化使髓腔压力增加，疼痛加重。向同侧颞部放射，患者常不能准确指出患牙。慢性牙髓炎则为间歇性钝痛与刺激痛。检查可见深龋、牙体裂隙、磨损与牙折等。

c. 根尖周炎：大多表现为自发性持续性疼痛，由于根尖部牙周膜充血、渗出、水肿，患者常有牙齿浮起伸长感，有明显咬合痛，以致患者不敢咬合与咀嚼。当根尖部有化脓时，患牙则有持续性跳痛。检查可见深龋或牙周袋，叩痛明显。急性化脓性根尖周炎在患牙相应的部位可有软组织充血、水肿，重者可有全身炎症反应。

d. 牙周炎：多为持续性或阵发性钝痛，牙龈红肿易出血，有较深的牙周袋并溢脓，口臭，分泌物排出不畅常在患牙的颊或舌侧形成牙周脓肿，但肿胀中心靠近牙龈缘，且易从牙周袋引流。随着牙周组织的破坏，牙周组织对牙根的支持力量减弱，原来正常的咬合力也变成了创伤性力，牙齿有不同程度的松动甚至移位。X线片可见牙槽骨有不同程度的吸收。

e. 龈乳头炎：有自发痛，呈持续性胀痛，可放射至颌骨深处，有时也有冷热刺激痛，检查可见充血水肿的牙间乳头，可有食物嵌塞史。

f. 智齿冠周炎：常见于 20 岁左右的年轻人，多为智齿周围的胀痛或伴有吞咽疼痛，重时可向同侧耳颞部放射。检查可见下颌智齿阻生，冠周龈瓣红、肿、压痛、龈袋溢脓，有不同程度的张口受限，面颊部亦可有肿胀、压痛、颌下淋巴结肿大。

g. 干槽症：为拔牙窝感染引起的牙槽骨局限性炎症。表现为拔牙 2~3 天后创口处剧烈疼痛，尤其多发于智齿拔除术后，可向同侧面部、头部放散，有时出现张口受限、低热、全身不适。检查可见牙槽窝内血块充盈不良，或完全无血块，牙槽窝内牙槽骨面暴露或有污秽假膜覆盖，伴有恶臭。

2）非牙源性因素

a. 三叉神经痛：患者常以牙痛为主诉，可出现病变相应一侧的剧烈牙痛，疼痛时间短暂，一般仅持续数秒或数分钟，但反复发作。因三叉神经痛的性质颇似牙髓炎，故临床上容易与牙髓炎相混淆，但牙髓炎所引起的疼痛为持续性，夜晚疼痛加剧，而三叉神经痛时，夜晚疼痛多减轻或消失。牙髓炎能找到相应的患牙，温度和化学刺激可引起继发痛，而三叉神经痛则找不到相应的患牙，其最大特点是有一个"扳机点"，一触即发，一天内可频频发作。

b. 毗邻性牙痛：由邻近组织疾病影响而引起的牙痛称为"毗邻性牙痛"。急性化脓性上颌窦炎和急性化脓性颌骨骨髓炎时由于神经末梢受到炎症的侵犯，使该神经所支配的牙齿发生牵涉性牙痛。上颌窦或颌骨的肿物、埋伏牙等可压迫附近的牙根发生吸收，如继发感染，可出现类似牙髓炎的疼痛。急性化脓性中耳炎、咀嚼肌群的痉挛等均可出现牵涉性牙痛。此外，舌咽神经痛、蝶腭神经痛也可能出现牙痛。

c. 三叉神经的带状疱疹引起的牙痛：三叉神经的带状疱疹期疼痛性质颇似牙髓炎，在出疹前很难做出诊断，疹出后即可诊断。

d. 非典型性牙痛：非典型性牙痛是发生在外观正常牙齿以及周围牙槽骨的一种难以解释的持续性疼痛现象，也称为"心因性牙痛"、"幻觉性牙痛"等。其特征是牙有明显持续性的跳痛，对压力或温度等刺激敏感，但临床和 X 线检查均无异常发现。其发病机制可能与心理性、血管性、感觉神经受损等因素有关。

e. 心源性牙痛：心源性牙痛是一种牵涉痛，是隐性冠心病反射痛引起的，常是一种危险症候。不典型的心肌梗死可出现一侧上下牙齿同时疼痛，而其他症状不明显，但心电图检查可发现 ST 段下移和 T 波倒置等心肌缺血表现。当老年人牙痛，经口腔科针对性治疗后牙痛不缓解或牙痛症状与口腔检查不吻合时，要有所警觉，应当考虑有无心源性牙痛的可能。

f. 月经性牙痛：行经期间体内雌激素浓度增高，导致牙髓中的微血管过度扩张，髓腔内组织压升高，神经受压而产生剧烈的牙痛。牙痛发生于行经前后，月经过后随之消失。

g. 其他：有些全身疾患如流行性感冒、神经衰弱、癔症等也可以牙痛为主诉，多伴有相应临床表现。

（2）中医病因病机

1）风热外袭：风热外邪侵犯人体，伤及牙体，邪聚不散，气血滞留，瘀阻脉络，不通则痛。

2）风寒外侵：风寒之邪外袭，寒邪凝滞不散，气血不畅而致牙痛。

3）胃热炽盛：素体多热，恣嗜辛辣香燥之食，胃腑蕴热结于阳明，热毒循经上蒸，损及脉络，伤及牙体。

4）虚火上炎：先天禀赋不足，身体虚弱，久病失于濡养，或年老体虚，致肾阴亏损，虚火上炎，灼烁牙龈，骨髓空虚，牙失荣养，牙齿浮动而痛。

24.1.3 临床表现

参考病因内容。

24.1.4 临床诊断

（1）西医诊断

以牙痛为主要表现，轻重程度不一，可伴有相应病变的症状与体征。

（2）中医诊断

1）风热牙痛：牙齿作痛，牙龈胀痛，患处红、肿、热、痛。患处得凉后，则痛减轻。牙龈肿胀，不能咀嚼。同侧面肿而热，甚则齿痛连目、连耳、连脑，疼痛持续不退。口渴喜冷饮，大便偏干，小便黄，舌尖红，舌苔薄黄，脉象浮数。

2）风寒牙痛：牙齿作痛，时恶风寒，患处得热则痛减。口不渴，齿痛波及头痛，舌苔薄白，脉象浮紧。

3）胃热牙痛：牙痛较剧，牙龈红肿，口渴喜饮，口气较重，大便秘结，小便黄。舌质红，舌苔干黄，脉象洪数。

4）虚火牙痛：牙齿隐痛，牙根浮动，口干不喜饮水，颧红咽干，手足心热，盗汗。舌红少苔，脉象细数。

24.2 穴位注射技术在牙痛中的临床应用

24.2.1 技术一

取穴 翳风穴。

用药 1%利多卡因注射液。

药物（器具）制备 一次性注射器（5ml）1 支。

操作规程 翳风穴区严格消毒。用 5ml 注射器抽取 1%利多卡因 0.5～1.0ml 后，垂直刺入翳风穴 0.5～1.0 寸，至患者感到有酸麻胀感，回抽无血时，快速推入药液。

注意事项 治疗期间偶有口眼歪斜出现，属患侧面神经麻痹，待药效减退后可自行消失。如牙周肿胀严重者，可配合消炎药治疗。

24.2.2 技术二

取穴 患侧颊车，健侧合谷。

用药 2%利多卡因注射液、维生素 B_{12} 注射液。

药物（器具）制备 一次性注射器（5ml）1 支。

操作规程 一次性 5ml 注射器，抽取上述药液 2ml 摇匀。颊车穴，上牙痛者针头稍向上，下牙痛者针头略向下，缓慢注药。合谷穴，垂直刺入，上下缓慢提插或转动针管，患者述有酸胀、痛麻感后，缓慢注入药液，不可大幅提插或旋转，以免损伤局部组织，造成后遗症。每穴位注药 1ml 左右，每日 1 次，一般 1 ～2 次即可。

24.2.3 技术三

取穴 合谷、下关（患侧）。

用药 鱼腥草注射液。

药物（器具）制备 一次性注射器（5ml）1 支。

操作规程 一次性 5ml 注射器，抽取上述药液 2ml 摇匀。穴位局部皮肤用碘伏或乙醇常规严格消毒，直视下采用无痛手法刺入穴位，至有酸胀感回抽无血时即将药液缓慢注入。每穴每次注射 0.5～1ml，每日 1 次。

24.2.4 技术四

取穴 合谷、太阳、下关、颊车。

用药 0.5%～1%普鲁卡因注射液。

药物（器具）制备　一次性注射器（5ml）1支。

操作规程　一次性5ml注射器，抽取上述药液2ml摇匀。上牙痛选合谷、太阳、下关下牙痛选下关、颊车。穴位局部皮肤用碘伏或乙醇常规严格消毒，直视下采用无痛手法刺入穴位，至有酸胀感回抽无血时即将药液缓慢注入。每穴位每次注射0.5~1ml，每日1次。

注意事项　合谷穴注射时选用健侧。

24.2.5　技术五

取穴　合谷、下关。

用药　维生素B_1注射液。

药物（器具）制备　一次性注射器（5ml）1支。

操作规程　一次性5ml注射器，抽取上述药液2ml摇匀。穴位局部皮肤用碘伏或乙醇常规严格消毒，直视下采用无痛手法刺入穴位，至有酸胀感回抽无血时即将药液缓慢注入。每穴每次注射1ml，每日1次。

24.2.6　技术六

取穴　上牙痛：下关、听会。下牙痛：大迎、颊车。上下牙痛合谷。

用药　元胡注射液。

药物（器具）制备　一次性注射器（5ml）1支。

操作规程　同技术五。